医療4.0

実践編

これからのヘルステック戦略

医師、デジタルハリウッド大学大学院 特任教授
東京医科歯科大学 臨床教授
加藤浩晃

日経メディカル

はじめに

今こそ「医療4.0」の実践を始めるときです！

これを語る前にまず、前書の『医療4.0 第4次産業革命時代の医療』を書き上げたときの思いを再度、共有します。

『医療4.0』は、この本を通して最新情報を知ってもらい、未来の医療について考えるきっかけとなってほしいという思いを持って執筆しました。前書を刊行した2018年当時は、「未来の医療に向けた取り組み」の種がまかれ、世の中の意識の変化とともにその種が少しずつ芽吹き始めていた時代でした。医師起業家が登場し、ビジネスを通して社会を健康にしようとする試みが始まっていました。

私は臨床医として10年勤務し、臨床の現場からではなく行政の立場からも「社会を健康にしたい」と感じ、厚生労働省への出向も経験しました。しかし、大きな組織である行政では、自分の思いだけで変革を進めていくのには限界があり、「ビジネス」という新たなアプローチに着手しました。

今となっては信じられないような話ですが、わずか5、6年前（2016年頃）には、医師が「ビジネス」を話題にしていい雰囲気はありませんでした。ビジネスの話をする医師は「お金のことが好きな医師で、悪者だ」と見なされているように感じました。私が厚生労働省を離れた2017年、ビジネスの道に進むと言うと、周囲からは「落ちぶれた」と言われましたし、批判も受けました。しかし、自分が選んだ道を信じて、ビジネスに取り組んできました。

これが2022年の現在では、ビジネスが「社会を健康にするための手段の一つ」だと認識されてきました。医学生と対話していても、手段としてのビジネスに興味を持ってもらえる人が増え、将来は起業したいという医師や医学生とも多く出会うようになりました。かつて、医師起業家は「業界のレールから外れた人」と捉えられがちだったのが、今は「医療業界をより良くしようと動き出している、革新を起こすリーダー」という認識に変わりつつあると感じます。ただもしかすると、上記のような感覚が根付きつつあるのは、まだまだ私の周辺だけなのかもしれません。

ここで、「医療4.0」という言葉に込めた思いをお話しします。前書では、日本の医療の歴史における4番目の変化として「医療4.0」を紹介しました。すなわち、国民皆保険制度が始まり、今に続く医療制度が確立された1960年代を「医療1.0」、老人保健法や高齢者保健福祉推進十カ年計画（ゴールドプラン）が策定され、現代につながる介護政策が進められた1980年代を「医療2.0」、電子カルテをはじめとする医療のデジタル化が進んだ2000年代を「医療3.0」としています。そして、第4次産業革命のテクノロジーによって「医療の転換点」を迎えた、第4の変化の時代が「医療4.0」というわけです。前書『医療4.0』では、第4次産業革命時代の未来の医療がどうなるのかについて、先進的な取り組みをしている医師30人の展望を交えてまとめました。ここで取り上げた中には、今では広く知られるようになった取り組みも多数あります。

この本のタイトルがキャッチーだったためか、よく「次はいつ医療5.0になるのですか？」「医療5.0はどんな感じなんだろう」という話をされることがあります。しかし私は、「医療5.0はない」と考えています。それは、医療4.0が従来の医療の延長線上ではなく、大きな転換点を迎えた先にある、全く新しい医療となるべきだと考えているためです。医療4.0は、次世代の新しい医療の始まりである「新医療1.0」ともいえます。

日本の医療が、これまでの医療の延長線上で続いていくのでは、その先には衰退する未来しかないと思っています。それは、約20年ごとの医療1.0、医療2.0、医療3.0という変化を、経営学でいう「プロダクト・ライフサイクル」に当てはめられると考えているためです。プロダクト・ライフサイクルとは、新しい商品が登場した後、その商品が導入期、成長期、成熟期、衰退期という栄枯盛衰をたどるという考え方です。日本の医療の変化をプロダクト・ライフサイクルとして捉えると、医療1.0という導入期、医療2.0の成長期を経て、医療3.0の成熟期をとうに迎えてしまいました。こう考えると、成熟期に続く現代は、これまでの医療の延長線上では「衰退期」になってしまうのです。

医師の働き方の問題や、医療制度で時代に合わなくなっている部分など、既に衰退期の片鱗は見えてきています。これからの日本の医療を衰退期とせずに、従来の延長線上にはない新しい医療としての「医療4.0（新医療1.0）」へとシフトして、新たなプロダクト・ライフサイクルを始めなければならないのです。

この本は『医療4.0 実践編』として、医師をはじめとする医療者、そして医療を良くしようと思い何らかの形で医療に携わる人全てに向けて、「医療4.0」を実践するためにインストールしておくべきこと、共通の考えとして持っていただきたいことを詰め込みました。この本を手に取っていただいた一人ひとりが、日本の医療の「当事者」となって、新しい医療となる「医療4.0」の実践を行っていただければ幸いです。

日本の国民皆保険制度が始まった時代のように、今こそ日本の医療を改めて本気で考え、実践すべきです。『医療4.0 実践編』が、新しい医療を日本から始めていく人たちの「革新のバイブル」となることを願っています。

加藤浩晃

目次

第6章 「医療4.0」の実践
～どう考え行動すべきか～

第1章
日本の医療の現状と課題

まず、日本の医療の現状と未来について概観していきます。「**医療4.0**」（第２章で詳しく解説します）を実践していくためには、日本の医療の現在の立ち位置（**As is**）と、考えられている将来像（**To be**）、そしてそれをつなげるために現在行われている取り組み（**Action**）を知ることが大切です。

よく「日本の医療をこうしたらいいと思う」であるとか、「このようなサービスがあったらいいのでは」といった意見があがりますが、その99％以上は既に考えられてきたものと言って差し支えないでしょう。既に考えられていたことを知らないために、「自分が最初に思いついた」と思ってしまうわけです。現状の医療の課題は、その多くが今に始まったものではありません。現在も残っている課題は、もちろん認識はされていることが多い一方、「一筋縄では解決できない理由がある」のです。そのボトルネックとなっているのは「制度」による障壁かもしれませんし、「テクノロジー」が追い付いていないからかもしれません。あるいは、医療現場の「人」の知識や気持ちの問題かもしれません。

いずれにしても今、目に入る多くの課題というのは今になって突然生じたものではなく、何かしらの理由があって今まで残ってしまっているのです。その解決策を考えていくためにも、まずは現状の医療現場の課題や求められていることをマクロレベルで認識してみましょう。現場の「ミクロな課題」は、日本全体の「マクロな課題」のどれかにつながっているはずです。

日本の医療の現状

まず、日本の医療の大前提となっている医療保険制度について見ていきます。日本の医療保険制度には、大きく4つの特徴があります。**①国民皆保険、②フリーアクセス、③自由開業制**、そして**④出来高払い**です。

①国民皆保険とは、文字通り「全国民が公的医療保険に加入する」という医療保険制度のことです。患者さん個人の目線では、医療機関を受診しても費用負担が低く済むので、国全体の医療費を下げようというインセンティブが生じにくい構造になっています。

②フリーアクセスは、「国民の誰もが、どの医療機関であっても自由に医療サービスを受けられる」ということです。日本に住んでいると当たり前のことと思いがちですが、例えばアメリカでは、保険会社指定の医療機関を受診しなければならなかったり、それ以外の医療機関を受診する場合には費用が高くなったりします。

③自由開業制は医療機関側の特徴で、医師は全国どこであっても、都道府県に保険医療機関開設の届け出をすれば、保険医として自由に開業できるというものです。

④出来高払いは、医療行為を行った患者数や診療行為数が増えるほど収入が増える仕組みです。医師側からすると、患者数・診療行為数を増やそうというインセンティブが働きやすくなります。

この4つの特徴によって日本の医療は維持されてきましたが、今後は逆にこうした特徴のために日本の医療の持続可能性が失われることが危惧されます。まず、日本では人口の高齢化と少子化が進行しているため、労働人口・生産年齢人口が減少していくことは避けられません。2015年時点で、65歳以上の高齢者1人を15～64歳の現役世代2.3人で支える状態になっていました。2030年になると、高齢者1人を現役世代1.8人で支える計算になります。

地域別に見ると、大都市圏では高齢者数が増加していく一方で、地方では人口減少が進むと予想されています。高齢者が増える大都市圏では医療・ヘルスケアの需要が増えて医療者が集まる一方で、地方では人口（需要）の減少とともに医療者も減少し、専門的な医療を提供できなくなると予想されます。つまり、医療提供の偏在化が進行すると考えられるのです。

さらに、「医師の働き方改革」（後述）により、2024年4月から医師の時間外労働時間の上限が定められることで、医療現場の需要と供給のバランスが崩れ、特に病院での医師不足が起きることが予想されます。また、患者数・診療行為数が増えるほど医療機関の収入が増える構造と、高齢化に伴う患者数と1人当たり医療費の増大の相乗効果によって、医療費全体の高騰は今後避けられなくなるでしょう。

ここまでに列挙した日本の医療の課題は大きく、**医療提供体制の地域間格差、医療者の労働環境、高騰する医療費**――の3つに分類できます。これら3つの課題について、日本の医療の現状を詳しく見ていきます。

Ⅰ　**【患者】医療提供体制の地域間格差**

今後も、誰もが同じように医療にアクセスできるか？

Ⅱ　**【医師】医療者の労働環境**

医師をはじめとする医療者は今の環境のまま、働き続けられるか？

Ⅲ　**【政府】高騰する医療費**

国が今までのように医療費を払い続けることができるのか？

Ⅰ　医療提供体制の地域間格差

（1）日本の人口・高齢化率の地域差

最初の課題は、医療提供体制の地域間格差です。まず、人口と高齢化率の推移のグラフ（**図1**）を見てみましょう。65歳以上の人口の割合が、２０４０年には36・1％、２０６０年には39・9％になると予想され、「日本では今後、高齢化が進んでいく」と説明されるわけですが、この「日本」という大きすぎる主語が、かえって日本の医療の実態を分かりにくくしているように思います。

では次に、２０１５年と比較した10年後（２０２５年）の、各都道府県における65歳以上の高齢者（65歳以上）人口の増加数の推計（**図2**）を見てみましょう。日本全体における65歳以上の人口増加数の約55％は、わずか9都道府県（東京都、大阪府、神奈川県、埼玉県、愛知県、千葉県、北海道、兵庫県、福岡県）で占められていることが分かります。「日本では今後、高齢化が進んでいく」という表現では、実態の説明としては不十分なわけです。私の出身地

図1　日本の人口・高齢化率の推移

（出典：厚生労働省「平成28年版厚生労働白書」）

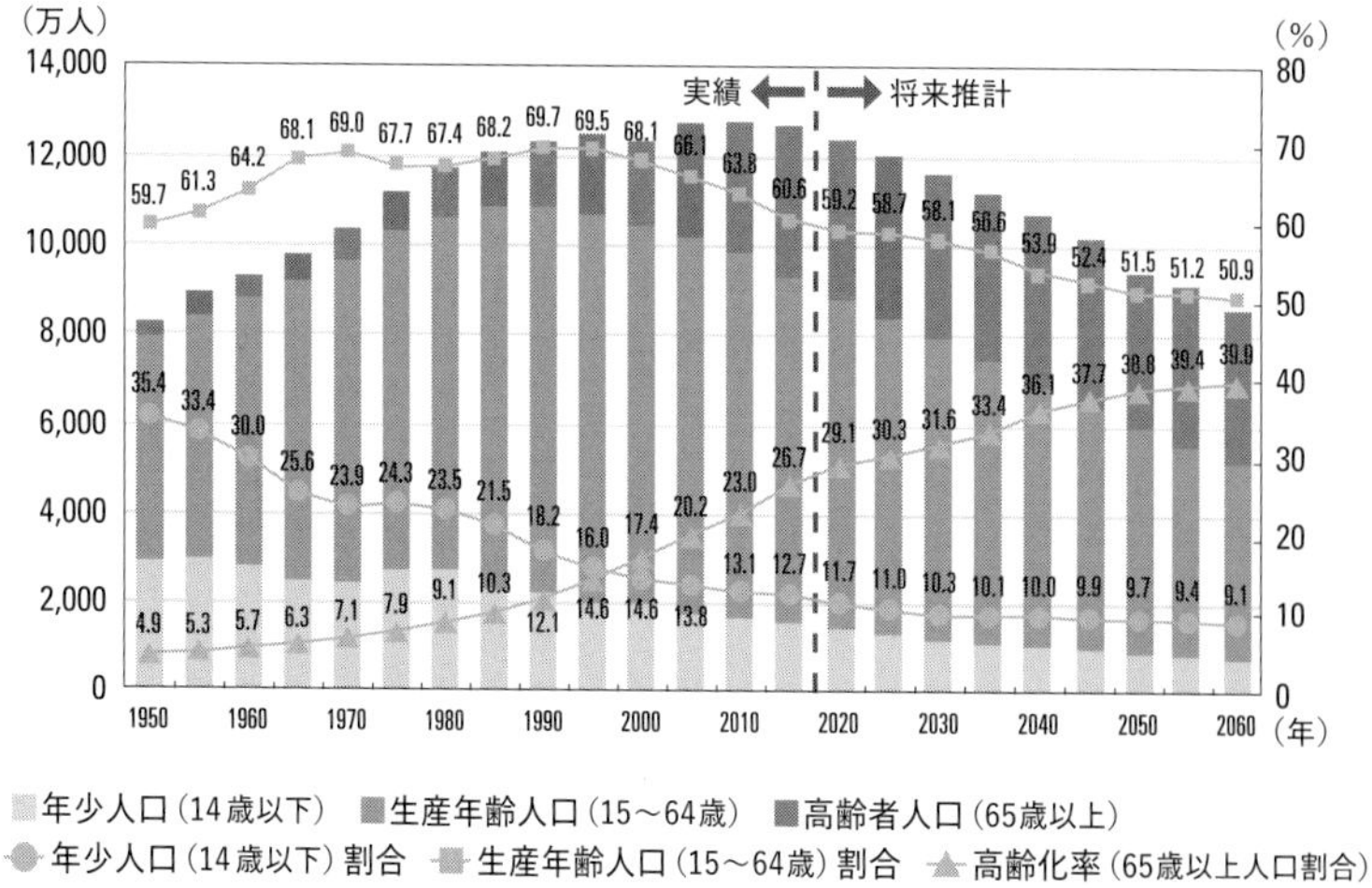

である福井県を見てみると、グラフの右側から3番目で、65歳以上の人口の増加がほとんどないことが分かります。つまり、「65歳以上人口には含まれなくなる人（転居・死亡など）」と「新しく65歳以上になる人」の数がほぼ同じになるということです。

このように、これから日本の高齢化の中心となるのは9都道府県を中心とした大都市圏であって、それ以外では既に高齢化のピークを迎え、65歳以上の人口が今後あまり増加しないことが分かります。

ここで、高齢者の健康維持と社会参画のニーズが高まっていることには注

図２　都道府県別の高齢者人口の増加数

（出典：国立社会保障・人口問題研究所
「日本の地域別将来推計人口（平成 30［2018］年）推計」）

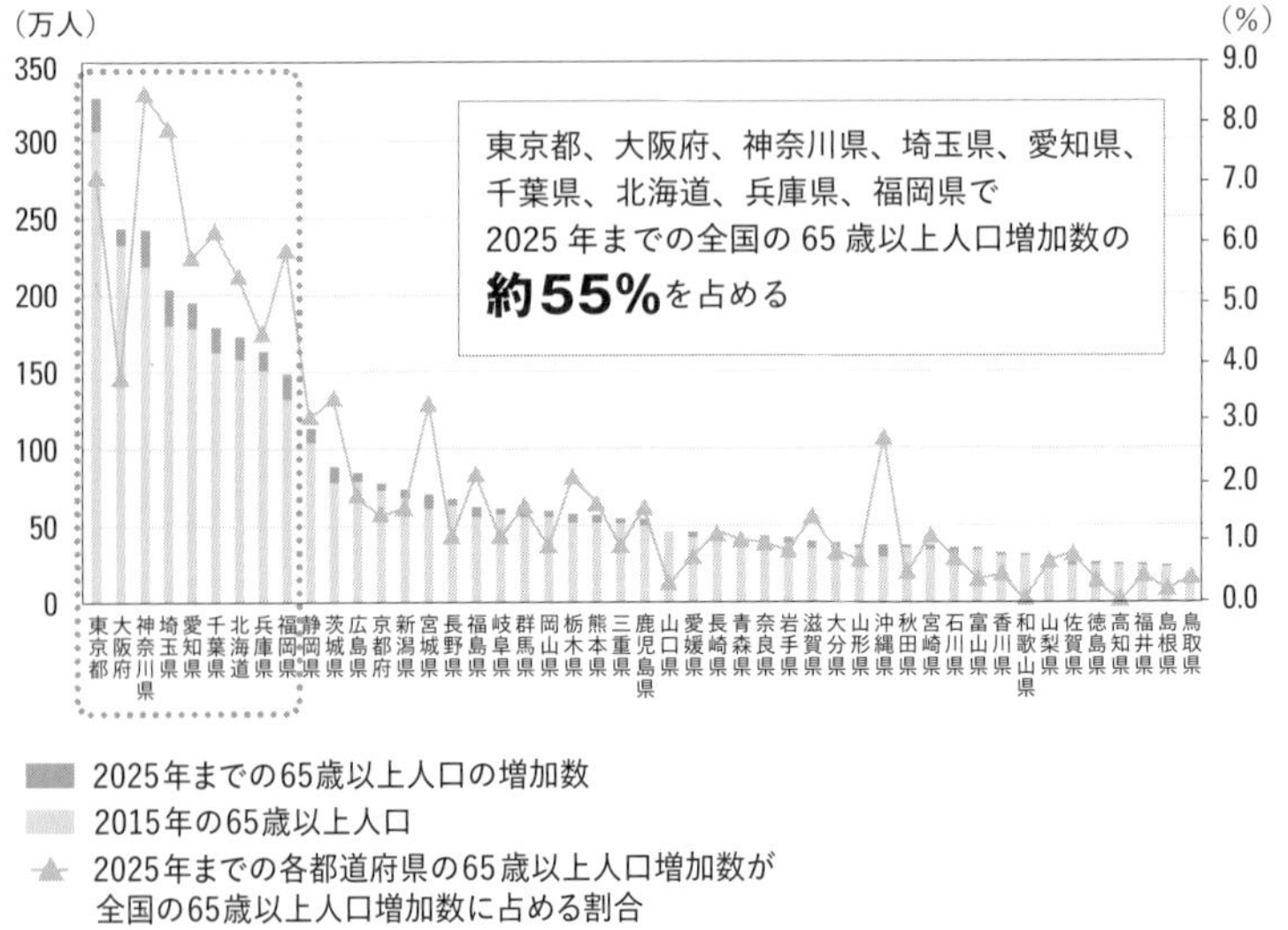

目すべきでしょう。高齢者は身体機能が低下したり、生活習慣病患者の割合が高くなったりすることもあり、健康に関心を持つ人が増えます。疾患の治療に対しては公的医療保険での対応が行われますが、その前段階の健康増進や早期発見など、「予防」の分野にも関心が高まっており、公的医療保険外のヘルスケアサービスのニーズが拡大しています。さらに、生産年齢人口、すなわち労働者の数が減少していることから、高齢者の社会参画と健康寿命の延伸の重要性も高まっています。

（2）医療提供の偏在化

前述のように、高齢化の様相は地域ごとに異なっています。このため、提供できる医療サービスにも地域によってばらつきが生じると予想されます。つまり、今後高齢化がさらに進む大都市圏では、医師の需要が高まり医師数が増える一方、人口が減少している地方では医師の数も減っていくと考えられます。

医療機関の数としては、診療所（クリニック）は約10万施設、病院は約８０００施設で、ここ数年はほぼ横ばいの状態です。しかし、前述のように従事する医師数が減少している地域があることに加え、日本全体で医師の高齢化も進んでいます。現在約34万人いる医師の平均年齢は約50歳、中でも診療所の医師に限定した平均年齢はなんと約60歳です。特に地方においては、既に若い医師の不足が顕著です。75歳になっても、約50％が医師として就業しています。

他方、高齢化と人口減少の地域差によって、都道府県ごとの医療需要にも差が生まれます。大まかに大都市圏では２０３０年代以降に、それぞれ高齢化と医療需要総量のピークを迎えると予想されている一方、地方では２０１０年代に高齢化と医療需要総量のピークを迎えたところもあります。地域によって医療需要総量のピークの時期には10～20年もの開きがあるのです。今後、大都市圏では高齢化が進み医療需要は増えていく一方で、地方では医療需要が減少していくであろう、というのが現時点での見通しです。

二次医療圏の医師数の増減にも、高齢化・医療需要総量の変化と同様の傾向が見られます。すなわち、高齢化や医療需要のピークを迎えてしまった地方は、新たに働き始める医師よりも辞める医師のほうが多く、医師の総数としては減少し始めているということです。一方、大都市圏では医師数が増加傾向にあります。国全体として医師数は増えているものの、大都市圏に医師が集中して増えており、地方ではむしろ医師は減少傾向にあるのが現状です。

さらに、診療科別の医師の偏在という問題もあります。例えば、地域に産婦人科医がいないために出産に対応できず、公立病院が産婦人科医を募集し続けているといった状況の地域もあります。また、専門医が大都市圏の大学病院などに集中しがちなため、地方で受けられる専門医療が制限されるケースは少なくありません。

Ⅱ 医療者の労働環境

（1）医師数

続いて、2つ目の課題である医療者の労働環境、中でも医師の労働環境について見ていきます。**図3**は医師数の年次推移を示したグラフです。私が生まれた1981年（昭和56年）の医師数は16万人程度です。そこから毎年、約8000人が医師国家試験に合格し、約4000人が引退したり亡くなったりするため、トータルで毎年約4000人程度の医師が増えています（現在は医学部の定員増により、年間約9000人が国家試験に合格しています）。2022年現在、医師数は約34万人程度と推定されます（2018年以降、毎年4000人増加と試算）。約40年間で医師数が約2倍に増加したわけです。

医師の需要と供給のバランスについては、厚生労働省の検討会（医師需給分科会）が試算を示しています（**図4**）。2022年時点ではまだ医師の需要の方が上回っていますが、労働時間を週60時間に制限するという仮定を置いたケース2でも、2029年以降に医師の需

図３　医師数の年次推移
（出典：厚生労働省「平成 30（2018）年 医師・歯科医師・薬剤師統計の概況 」）

・**現在、約34万人**（20年前の約1.5倍、40年前の約２倍）
・**医師は年間約4000人増加**（新人医師：約8000人）

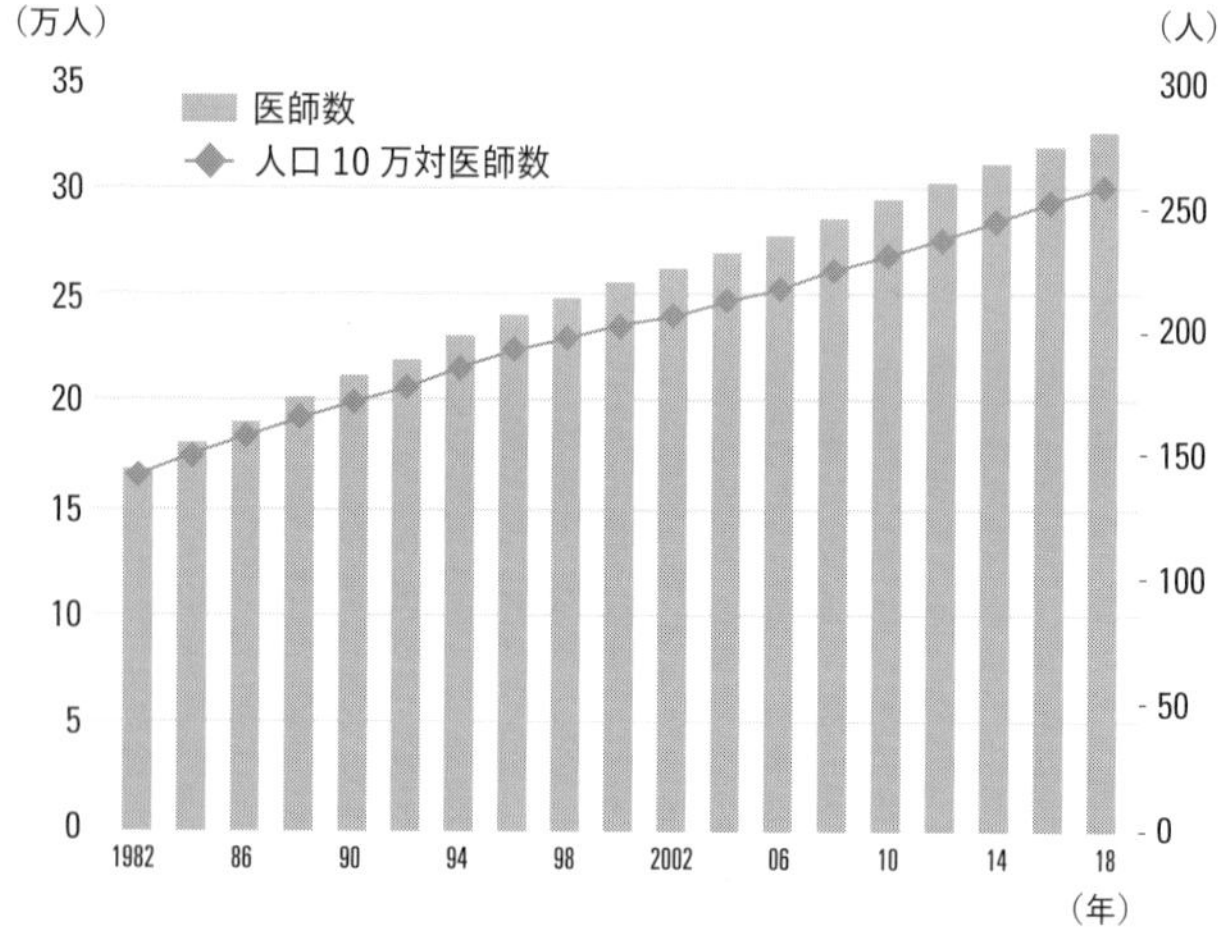

要を供給が上回ると予想されています。

　ただ、医師数自体は増加しても、その増加の程度には診療科ごとに大きな差があり、特に地方では医療のニーズを充足できるわけではありません。**図5**は診療科別医師数の推移で、医師数が約23万人だった1994年時点の各診療科の医師数を1とした、その後の医師数の増減を示しています。診療科によって、医師数の増加の程度には大きな開きがあることが見てとれます。1994年からの20年ほどで、麻酔科や精神科、放射線科では医師数が

図4　医師の需給推計

（出典：厚生労働省 医療従事者の需給に関する検討会
第35回医師需給分科会［2020年8月31日］資料）

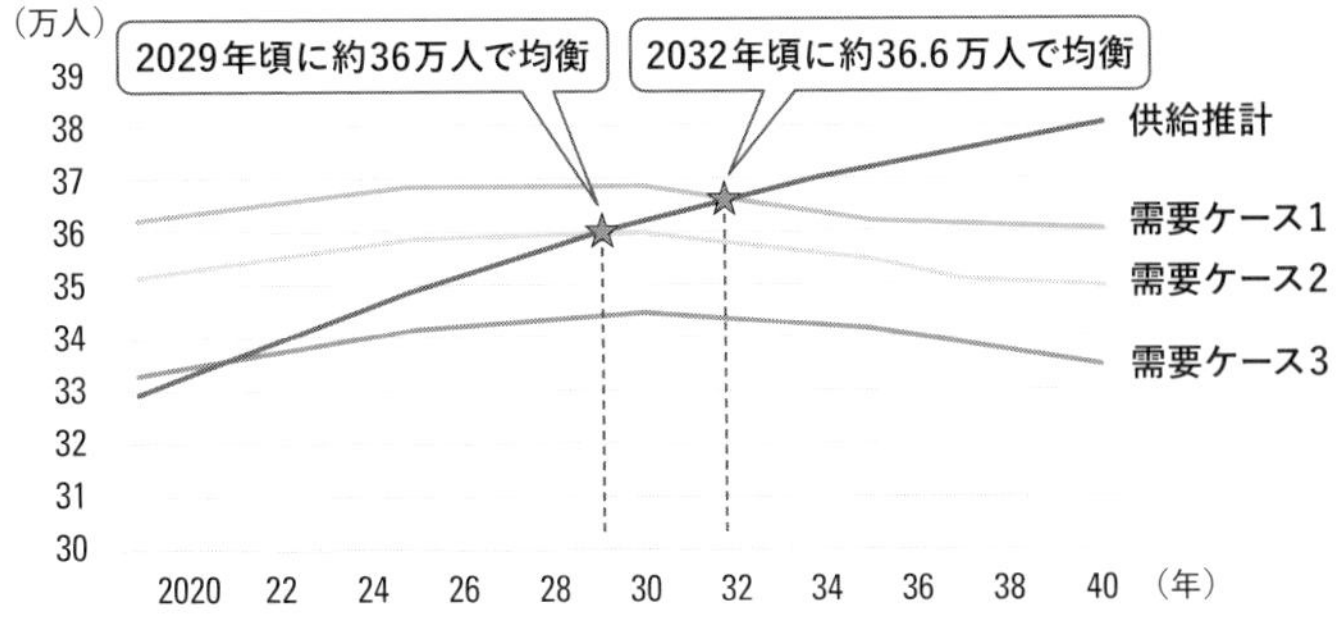

需要推計
ケース1：労働時間を週55時間に制限等（年間720時間の時間外・休日労働に相当）
ケース2：労働時間を週60時間に制限等（年間960時間の時間外・休日労働に相当）
ケース3：労働時間を週78.75時間に制限等（年間1860時間の時間外・休日労働に相当）

図5　診療科別医師数の推移

（出典：厚生労働省 医療従事者の需給に関する検討会
第18回医師需給分科会［2018年3月23日］資料）

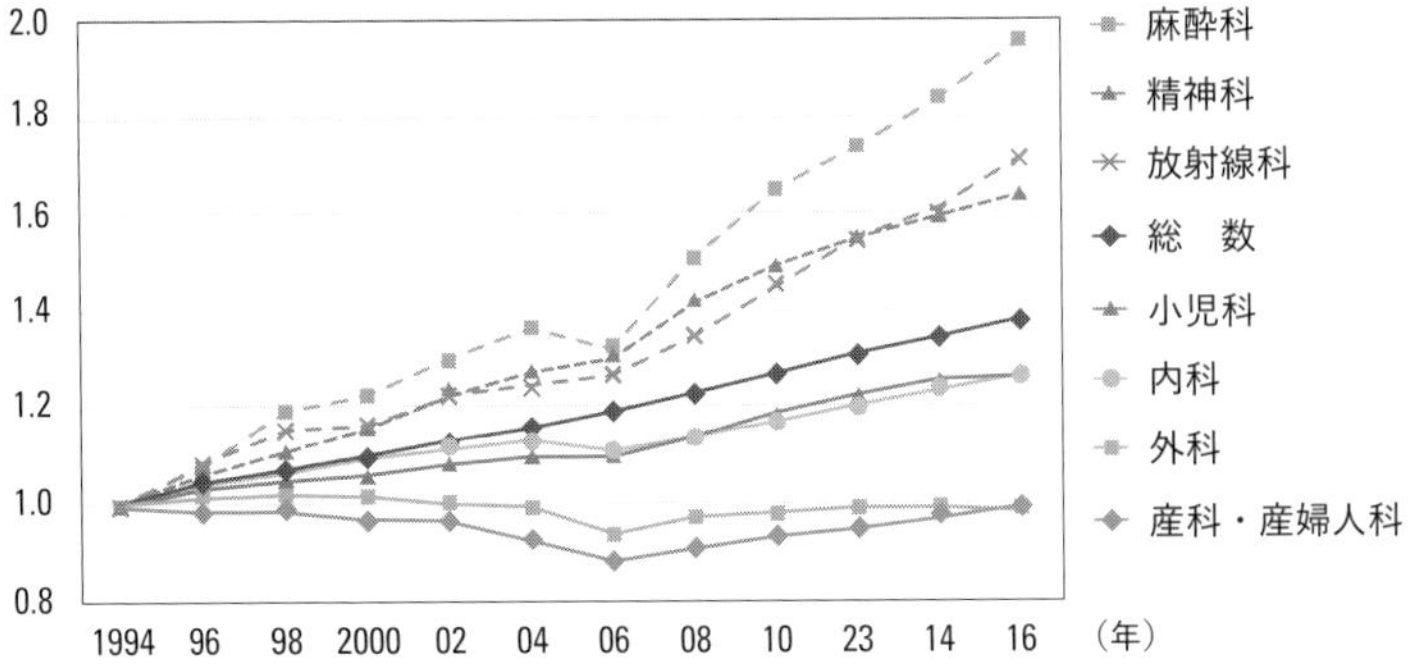

図6　医師の所属施設

（データ：厚生労働省「平成28（2016）年 医師・歯科医師・薬剤師統計の概況」）

一般病院　46%（約14万人）**大学病院 18%**（約5.6万人）
診療所　33%（約10万人、診療所経営者23%）

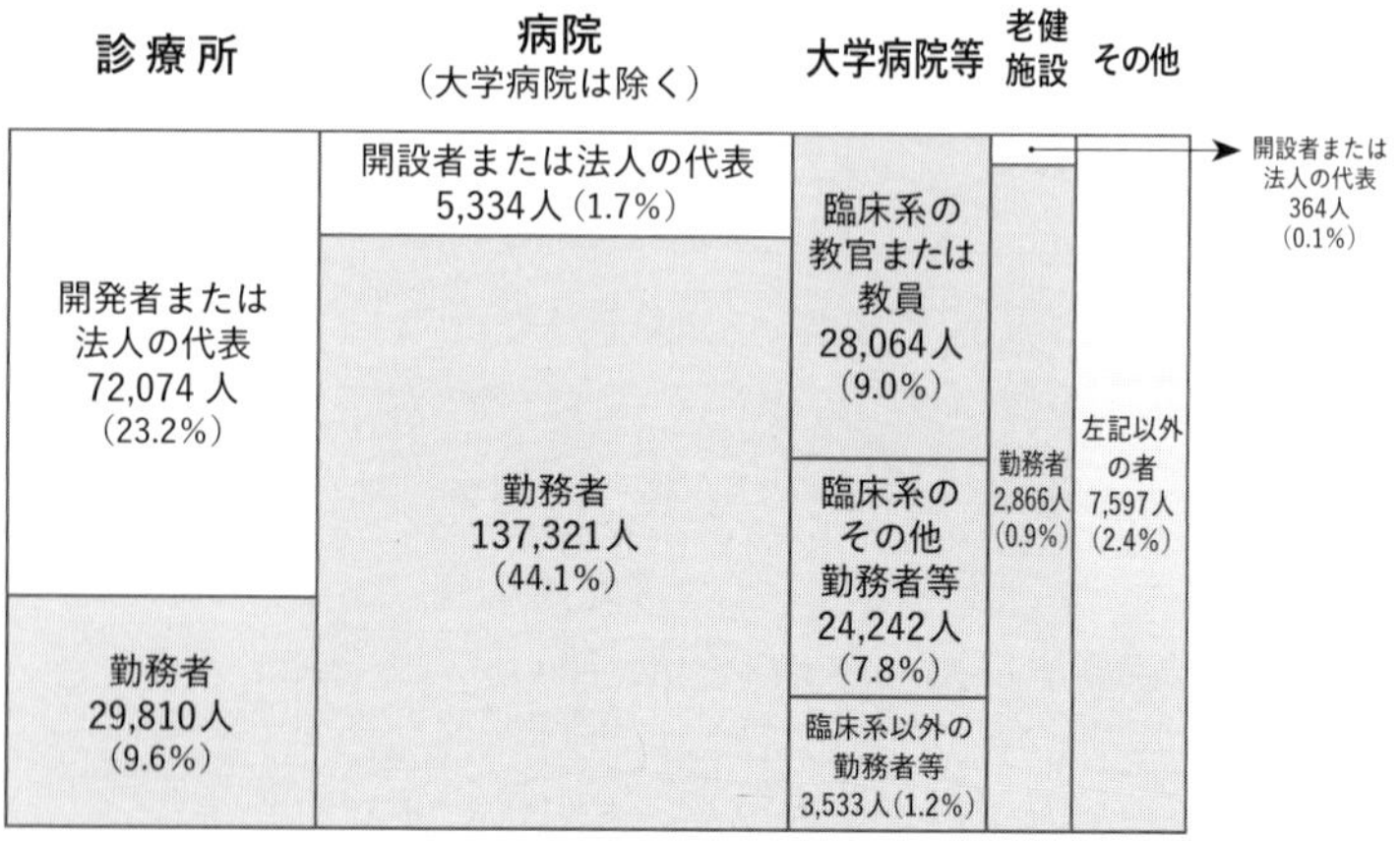

※平成26年12月31日時点（医師総数311,205人）

約1.5〜1.9倍に増えている一方、外科や産科・産婦人科では全くと言っていいほど増えていません。医師数が増加したといっても、全体的に均等に増加したわけではなく、診療科別に偏って増加してきたわけです。

（2）医師の労働時間

次に、医師の所属施設の現状について概観します（**図6**）。医療機関の数として、診療所は約10万施設、病院は約8000施設ありますが、医師約34万人のうち、診

図7　病院勤務医の1週間当たり労働時間

（出典：平成28年度厚生労働科学特別研究「医師の勤務実態及び働き方の意向等に関する調査」研究班「医師の勤務実態及び働き方の意向等に関する調査」）

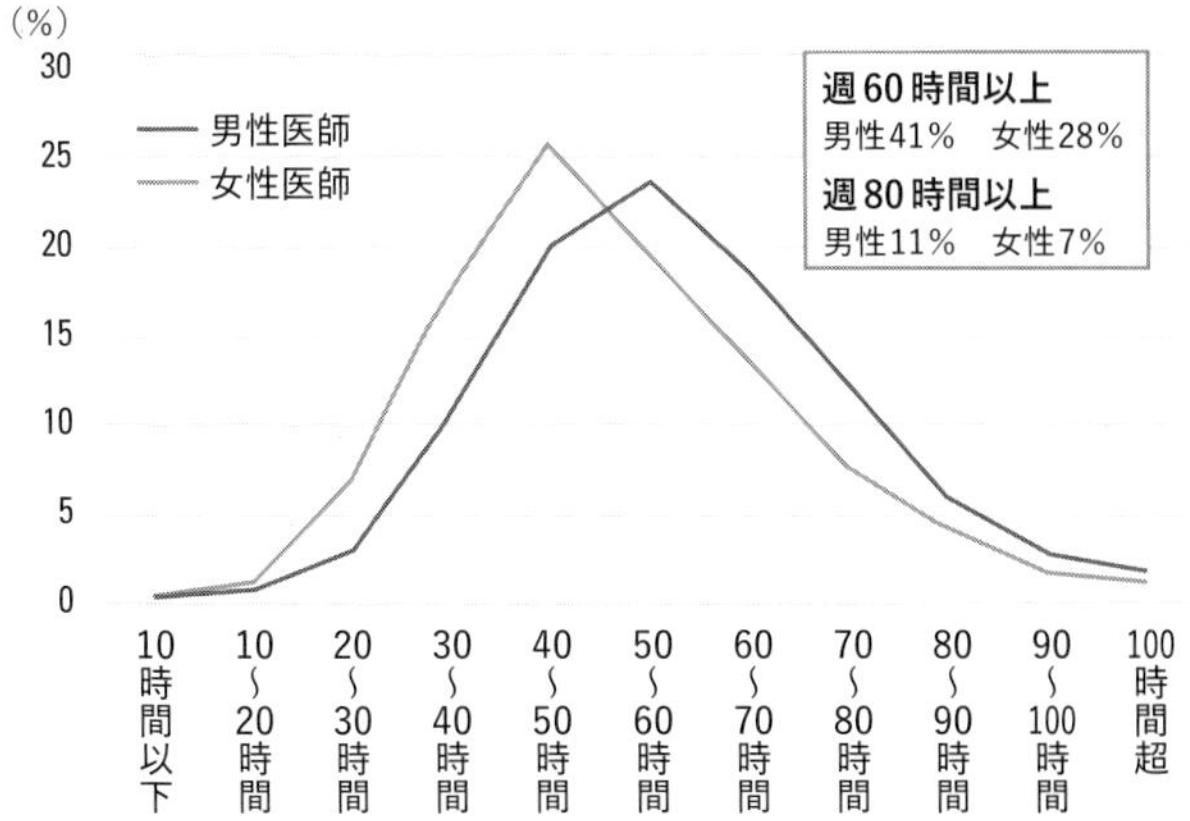

療所で働く医師が全体のおよそ3分の1で、残り3分の2程度は一般病院と大学病院を合わせた病院で働く医師です。診療所で働いている医師よりも病院で働いている医師の方が多いのが諸外国と比べて目立つ特徴です。これは私見ですが、日本の医療は「病院で働く医師のブラックな労働」によって成り立っているといえます。

医師の労働の実態はどの程度「ブラック」なのでしょうか。**図7**は病院勤務医の労働時間（1週間当たり）の分布です。男性医師・女性医師とも、1～3%が週100時間を超えて働いています。一般的な「8時間労働×平日5日」では週40時間が基本的な労働時間であり、週100時間はその2.5倍に相当します。また、週60時間（通常の労働時間の1.5倍）以上働いている病院勤務医は、男性で41%、女性で28%に上ります。週80時間（通常の労働時間の2倍）以上働く病院勤務医も、男性で11%、女性で7%もいることが分かります。これは、他の業界の感覚からすれば「ブラック」以外の何物でもありません。

病院勤務医の勤務時間を年齢別に詳しく見ると、20代の男性医師・女性医師、30～40代の男性医師のそれぞれ3～4%が、週に100時間を超える労働をしています。50代では労働時間のピークが週40時間程度になりますが、それより下の年代は、週に50～70時間程度がピークです。しかも、この労働時間にはオンコール（緊急の呼び出し待機）の時間が含まれていないため、その時間も含めると実質的な労働時間はさらに長くなります。日本の医師の約3分の2を占める病院勤務医の労働環境がこのようなものである以上、日本の医療はブラックな労働環境によって支えられていると言わざるを得ません。

（3）医師の働き方改革

このようなブラックな労働環境を是正し、働き方を適正化すべく進められているのが「医

師の働き方改革」です。この一環で、2024年4月から時間外労働時間の上限規制が適用されます。これ以降、通常の時間外労働は年360時間以下、「臨時的な必要がある場合」であっても最大で年960時間以下に抑えることが求められます（A水準）。三次救急医療機関など地域医療提供体制の確保の観点からやむを得ない場合（B・連携B水準）や、研修医など集中的に多くの症例を経験する必要がある場合（C水準）には、特例水準として年1860時間が上限となります。

多くの勤務医の場合、時間外労働時間は年960時間までとなります。病院で働いている医師の大半からすると、この「時間外労働960時間以下」が現場の実態から見てどれだけ少ないか、よく分かるのではないかと思います。

時間外労働が年960時間までということは、単純に12カ月で割ると、1カ月当たりの時間外労働は80時間までとなります。さらに4週間で割ると、1週間当たりでは20時間です。この「時間外労働が可能な時間」である20時間と、法定労働時間の40時間（8時間×5日間）を合わせた60時間というのが、1週間に働ける時間の上限となります。週60時間以上の勤務ができなくなると考えると、図7のグラフで大体右半分を占めている分の医療提供が大幅に制限されると見積もられます。ブラックな労働環境での医療提供によって維持されていた日本の医療は、仮に今の生産性のまま労働時間が制限されると、2024年4月以降は医療提供が激減してしまうと予想されるため、早急な対応が求められています。

ちなみに、この「週平均60時間以内」は、全ての労働時間を足したものです。医師が主として所属し通常勤務している以外の医療機関で、外来診療や手術を行うようないわゆる「バイト」も、この労働時間に含まれます。これら労働時間とされる時間を全て合わせて、1週間に平均60時間までということになります（より正確には、「時間外労働が長い週」と「短い週」を平均して60時間以内ということです）。大学病院の医師や、バイトで生計を立てている大学院生の医師も、基本的には一律で週60時間までの労働時間となるわけです。例えば1日当直をすれば、その分どこかで一日中休まなくてはならないという状況が容易に起こり得ます。

病院勤務医のブラックな働き方によって支えられている日本の医療は、決して持続可能なものではありません。医師の働き方改革によってこの状況は変わっていくでしょうし、持続可能な医療を目指すという観点でも、変えていかねばならないと考えています。

Ⅲ　高騰する医療費

　3つ目の課題は、医療費の高騰です。2008年に約35兆円だった日本の医療費は、2013年には約40兆円、2018年には約43兆円になりました。新型コロナウイルス流行前の2008～18年の間、医療費は毎年約2.2％ずつ増加していました。この原因としてよく高齢化が挙げられますが、これは増加分のおよそ半分を占めているにすぎません。残りの半分は「医療の高度化」によるものと考えられ、新規医薬品の保険収載や医師・医療機関数の増加などが医療費の高騰に関連しています。医療の高度化による医療費高騰は、政策的に対応できる余地があると考えられます。

　さらに、2022年以降は団塊の世代（1947～49年頃生まれ）が順に75歳以上となるため、高齢化の影響による医療費増加の幅が大きくなると予想されます。国民全体の医療費が増加すれば当然、国民一人ひとりの負担も増加します。これ以上個人の負担が増えることを防ぐためには、医療費増加の抑制が必要になります。

　医療費の内訳を見る前に、まず日本の疾病構造の変化を概観してみましょう（**図8**）。戦

図８　日本の疾病構造の変化

（出典：厚生労働省「平成 29 年（2017）人口動態統計月報年計（概数）」）

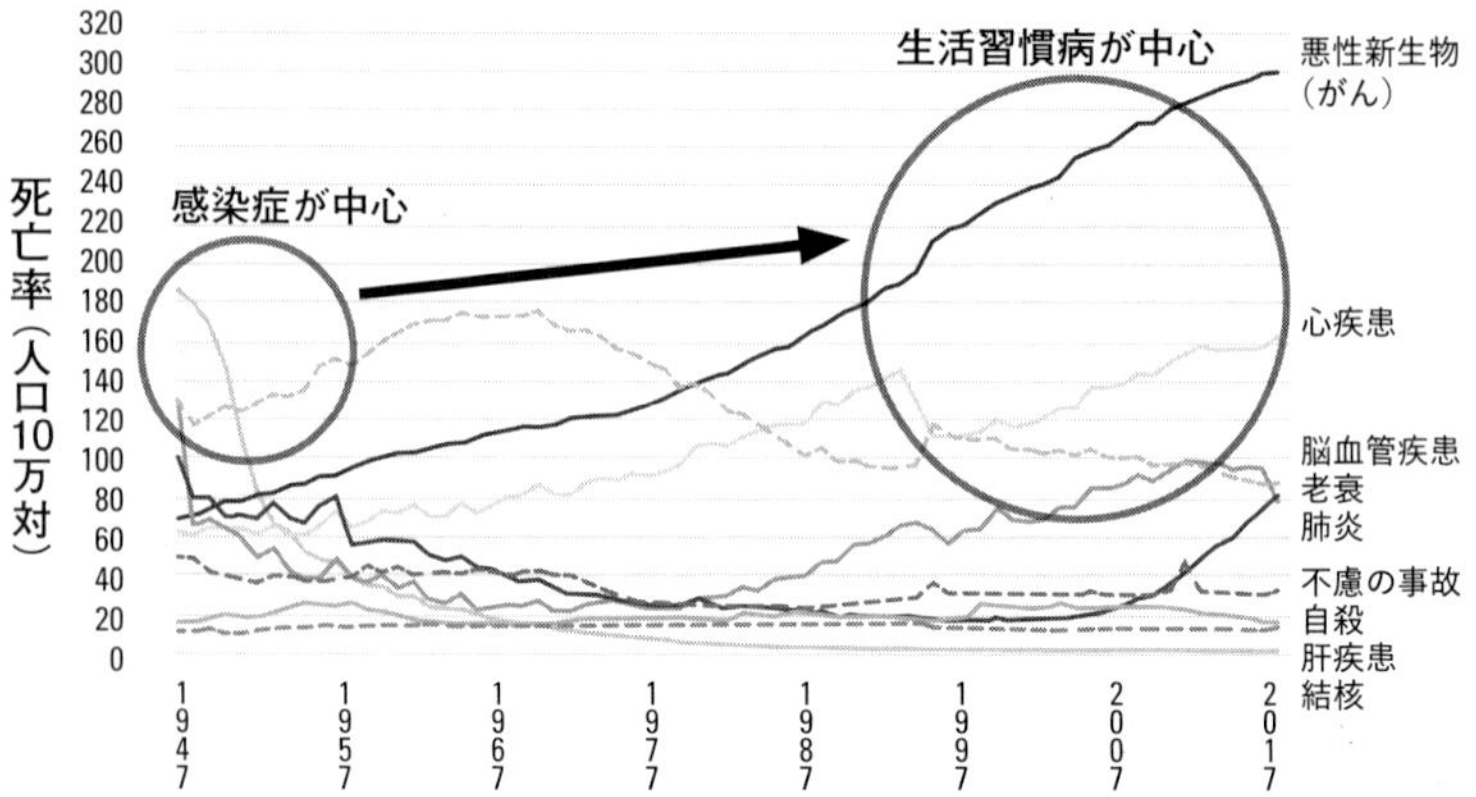

後間もない１９４７年頃は、日本人で最も多い死因は感染症でした。その後、公衆衛生の向上とともに、現在ではがんも含む生活習慣病が中心的な死因になりました。

感染症は多様な細菌やウイルスなどが原因となって発症するため、原因が何なのかを明らかにすること自体に難しさがありますが、一旦その原因が分かれば、抗菌薬や抗ウイルス薬を投与することでその疾患を治療できるケースが多いという特徴があります。また、薬を投与して、細菌やウイルスにうまく対処し治療を完了できれば、基本的にはその薬をずっと飲み続ける必要はありません。

一方、現在の死因の大部分を占める生活習慣病は、診断自体は容易にできます。例えば、血圧が高ければ高血圧と診断でき、糖尿病も血液検査結果から判断できます。しかし、ひとたび診断がつくと、高血圧や糖尿病の薬は基本的に一生飲み続けなければなりません。生活習慣病の診療では、用法用量に従って薬を飲み続けさせることや、疾患が悪化しないよう注意し続けることも必要です。がんの場合は病院での専門的な治療が中心になりますが、長期的に高価な薬を投与することが多く、やはり薬剤費は高額になります。がんも含む生活習慣病では、長期に渡って診療と薬剤の費用がかかるため、医療費が増加しやすい傾向にあります。

こうした疾病構造の変化を踏まえて、医療費、中でも医科診療費の内訳（**図9**）を見てみましょう。医科診療費のうち、がんも含む生活習慣病が34・5％、老化に伴う疾患が15・6％を占めており、この2つを合わせると全体の約半分を占めています。いずれも高齢化により患者数が増加する疾患であるため、今後の医療費を押し上げていくことになるでしょう。

最後に1人当たりの年間医療費を年齢別に見てみます（**図10**）。年間医療費は、10〜40代が最も安く、1人当たり20万円未満です。50代前半では1人当たり20万円程度になります。高齢になるほど生活習慣病の患者数が増加することなどから、年間医療費も年齢が上がるほど高額になります。例えば85〜89歳の人は、年間で1人当たり約100万円の医療費がかかっ

図９　医科診療費の内訳

（出典：日本経済再生本部 未来投資会議（第25回［2019年3月20日］）資料、
データ：厚生労働省「平成27年度 国民医療費の概況」）

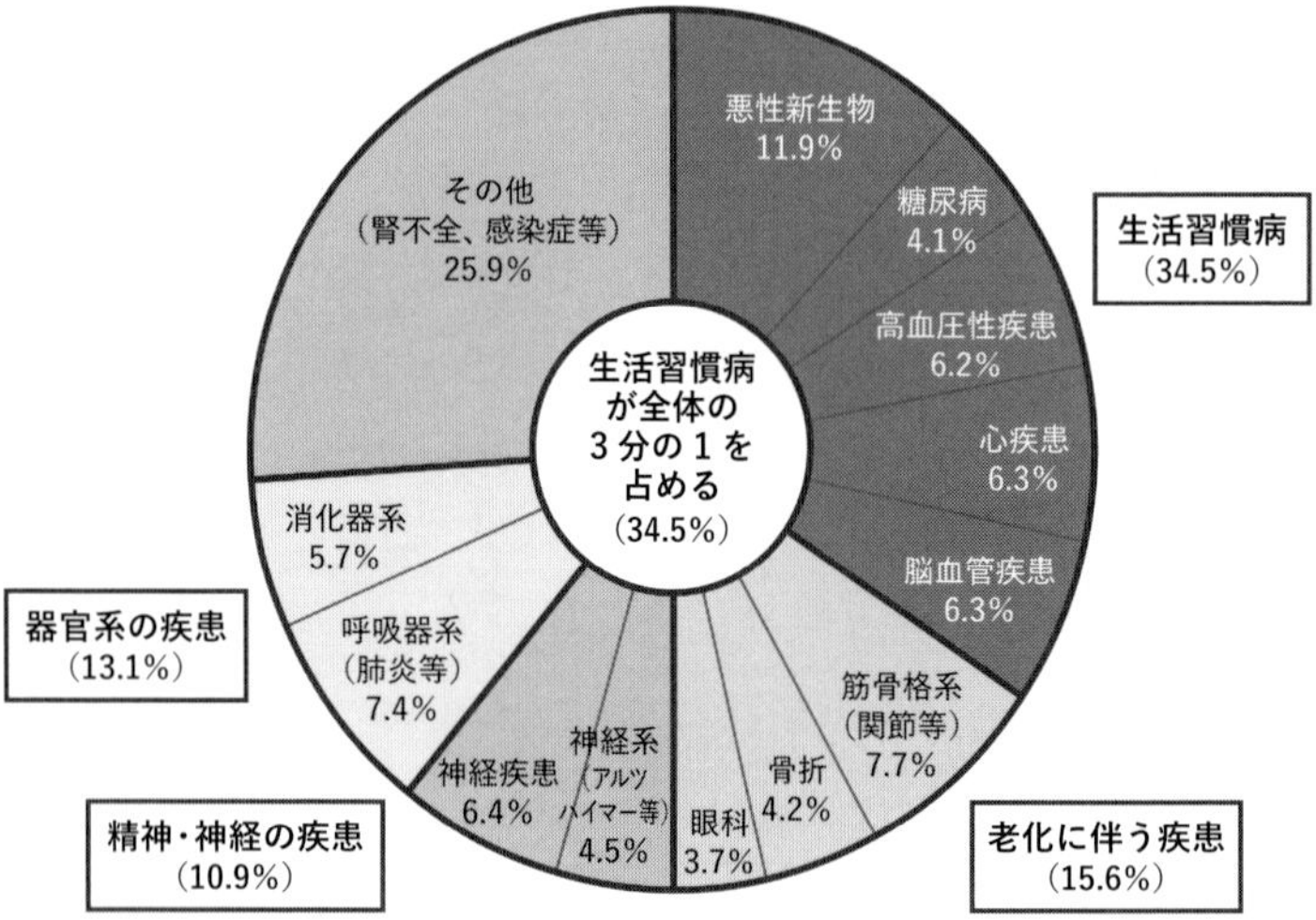

ています。１００歳以上ではさらに高額になり、１年に１１０万円程度となります。全体の傾向として、65歳を越えると急速に医療費が増加し、80歳以降では入院にかかる費用の割合が高くなっていることが分かります。

近年、医療費抑制へのアプローチとして、「予防」の重要性が叫ばれています。予防は大きく、一次予防、二次予防、三次予防の３つに分けられます。

一次予防は、日頃から運動をしたり健康的な生活習慣を実践したりすることで、健康づくりをしながら病気の発症を未然に防ぐというものです。二次予防は、早期発見・早期治療のことで

図10　年齢階級別1人当たり年間医療費

（出典：厚生労働省「医療保険に関する基礎資料〜平成25年度の医療費等の状況〜」）

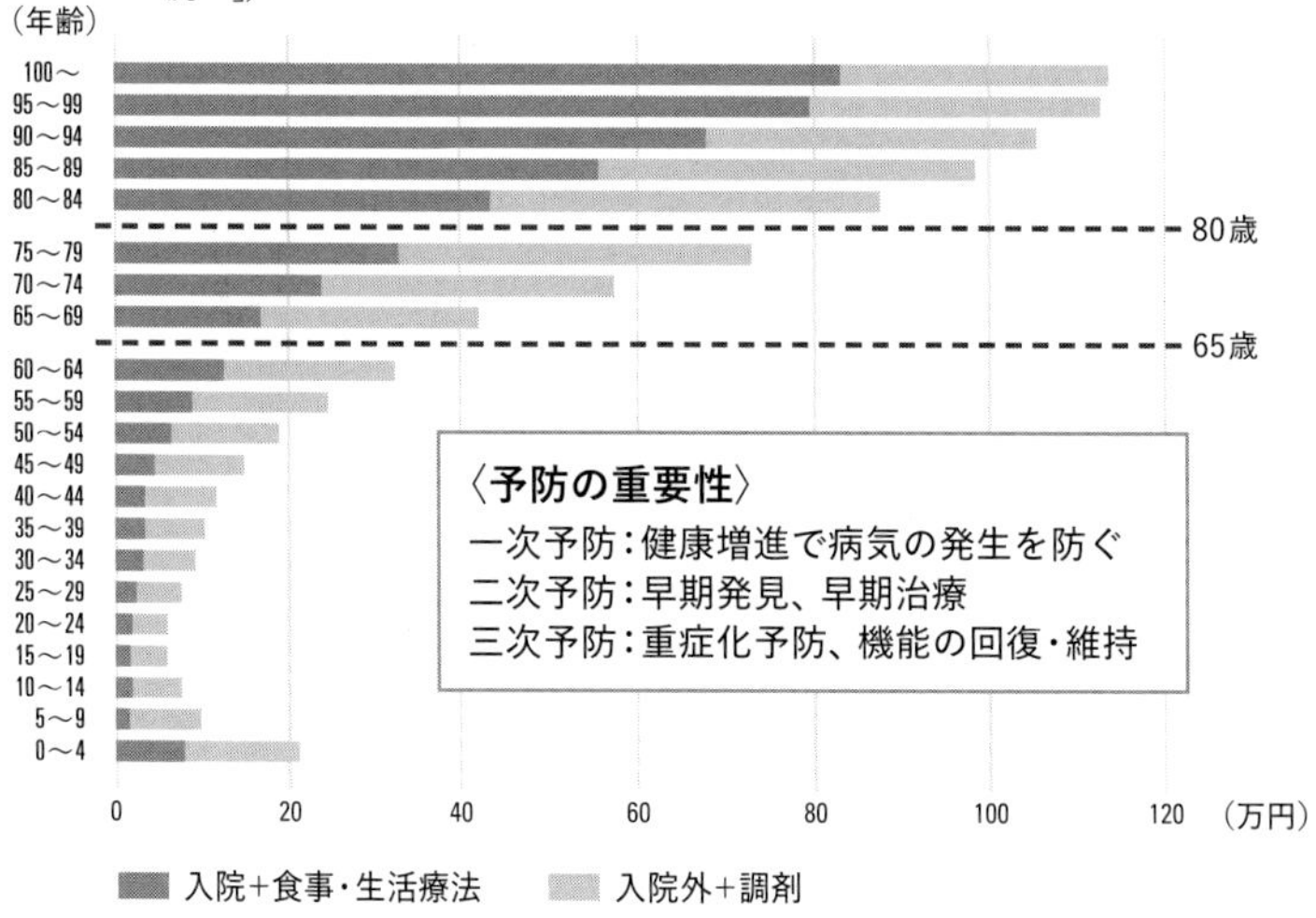

す。病気を疑って検査を行い、異常を早期発見することで、病気を早期から治療していくことを目指します。三次予防は、病気を発症した患者さんがこれ以上悪化しないように、現状の機能を維持したり回復したりするというものです。現状、医療費の大部分を占める高齢者では、三次予防によって医療費、特に入院が必要なレベルの医療費を抑制できると考えられます。一方、若年者では一次予防・二次予防を積極的に行い、病気の発症自体を減らしたり、病気の早期発見により治療に要する費用を低減することで、現時点の医療費を抑制できるだけでなく、将来的

にその世代が高齢者になった時点での医療費を大幅に抑えられることが期待されます。

日本の医療の現状のまとめ・私たちが取り組むべきこと

以上のように日本の医療には、人口減少と高齢化を背景として、医療提供体制の地域間格差、医療者の労働環境、高騰する医療費――という3つの課題が生じています。これらの課題に対して、私たちが取り組むべきことを考えてみましょう。

医療提供体制の地域間格差が広がることで、今後もこれまでと同じような医療アクセスが維持できるかどうか不透明な状況です。このため、医療との接点がなくなったり減ったりしてしまう状況への対応が不可欠です。代わりとなる医療との接点を増やす取り組みが求められており、この観点でオンライン診療をはじめとするデジタルテクノロジーの活用が期待されます。

医療者の労働環境については、医師の働き方改革によって2024年4月から医師の時間外労働時間に上限規制が適用されることで、直接的な医療提供が減少することは不可避です。生産性を高め、良質な医療提供を維持し、さらなる医療の質の向上を進める必要があります。

その手段の一つとして、人工知能（ＡＩ）を用いた診断支援機器やウェアラブルデバイスをはじめとするテクノロジーを、積極的に活用していくべきでしょう。これにより、より良い医療の提供が可能になるとともに、患者さんは医療提供体制の地域間格差の解消や健康意識の向上、受診回数の最適化、医療機関や医療者は人材不足解消や業務効率化といったメリットを享受できるようになることが期待できます。

高騰する医療費に関しては、国が今までのように医療費を拠出し続けられるかは明らかではありません。死因の中心となる疾病が感染症から生活習慣病に変わり、診断はしやすくなった一方で、継続的な治療が必要になりました。生活習慣病は多くの疾患の起点となりますが、特に初期では自覚症状がない場合が多いため、一次予防を含めた行動変容のアプローチが重要になります。このことが医療費の増大を防ぎ、国民の負担を減らすことにつながります。行動変容を促す上でも、デジタルテクノロジーが活躍する場面は多くあるでしょう。

このような背景から、テクノロジーの活用が、患者・医師・行政の三方良しの構造を形成する上で重要な役割を果たすことになると考えられます。

デジタル化の遅れた医療業界

では実際のところ、医療業界におけるデジタルテクノロジー活用の現状はどうなっているのでしょうか。医療現場での医師として、またデジタル医療業界のサービスの開発や支援に携わるビジネスパーソンとしての経験から言えば、残念ながら医療業界は、デジタル化が最も遅れている業界の一つと言わざるを得ないと思います。

他業界で当たり前に進んでいるようなデジタル化であっても、医療の分野においてはなかなか進んでいないのが現状です。この背景としては、人の命に関わる領域だからこその慎重さ、医療業界全体のＩＴリテラシーの低さ・医師の高齢化（平均年齢は約50歳、開業医に限れば約60歳）、診断や治療の質といった「医学」を突き詰める以外のことは見向きすべきではないという空気感などが挙げられます。実際、私が医学部の学生や医師として医療現場を知るようになった２０００年代初頭以降、医療業界全体としてデジタル化が進んで大きく変わったといえるのは、紙カルテが電子カルテになったことと、レセプトの電子化くらいではないでしょうか。医療機関への予約システムや窓口での支払いにおいてはデジタルテクノロジーの活用例もありますが、デジタル化された部分はあくまでも限定的であり、デジタル化による根本的な変化が起きたという分野はないと感じています。遠隔医療やＡＩなどの活用もまだまだこれからという段階です。

とはいえ、ただテクノロジーを活用して医療のデジタル化を進めればいい、というわけではありません。医療提供を受ける患者さんの気持ちになって考えてみると、その思いとしては「質の高い医療を受けたい」「医療費を安くしたい」「早く病気を治したい」「病状を悪化させたくない」「痛みがないようにしたい」「通院などの負担をなくしたい」「病気があっても意識しなくていいようにしたい」「寝たきりになりたくない」などが挙げられます。まだ病気になっていない段階であれば、「病気を予防したい」「もし病気があるなら早く見つけて治療したい」といった思いを持っているでしょう。他にもまだたくさんの思いがあるはずです。

医療のデジタル化を進める上で、医療者や医療機関、企業の都合で医療を提供するのでは、患者さんの思いに真に応えることはできません。常に患者さんを中心に、どのようなことが求められているかを考えるのが、本来の「医療のあるべき姿」だと私は考えています。

図 11　医療の 2025 年問題

2024年　医師の働き方改革で
病院における医療提供力が大幅に減少してしまう

〈プランA〉	〈プランB〉
2024 年　診療報酬改定	2024 年　診療報酬改定
デジタル大変革	デジタル化不十分
2025 年　医療現場が デジタル対応に追われる	2025 年　働き方改革による 医療提供力不足を補えない

日本における医療提供が一時、大混乱！

医療の２０２５年問題

日本の医療がまず直近で立ち向かわなければならない課題として、「**医療の２０２５年問題**」が挙げられます。２０２５年頃、日本における医療提供が一時的に大混乱すると予想されるのです。一般に「２０２５年問題」とは、団塊の世代が75歳以上になることで生じる様々な社会課題のことを指します。少子高齢化が進行し、労働力の確保は難しくなり、社会保障制度の維持はますます難しくなります。医療現場でも、若年の医療者の確保が難しくなる一方、高齢者の増加で医療や介護のニーズは高まり、増大する業務をさばききれなくなる恐れがあります。しかし、ここで私が取り上げたい「医療の2025年問題」は、通常の定義とは異なりますが、医師の働き方改革の影響による医療提供力の減少と、それを補うための医療現場のデジタル化に関連する問題です。

医師の働き方改革の一環として、2024年4月から医師の時間外労働時間の上限規制が適用されます。各業種の労働環境を改善するために、2019年から順次「働き方改革関連法」が施行されています。しかし、医療業界は一気に働き方改革を進めるのが難しいということで5年の猶予が与えられ、2024年からの施行となっています。これはあくまでも、他業界で既に進められている働き方改革の実行に一時的な「猶予」が与えられたにすぎず、2024年からの上限規制適用は確実に実行される予定です。

「年960時間以下」という時間外労働時間の上限規制が施行されると、医療現場の生産性が現状と同じままであれば、前述の通り医療提供力が大幅に減少すると予想されます。この場合に日本の医療がたどる未来として、2つのプランが考えられます（**図11**）。

プランAは、医療現場のデジタル化が順調に進んだために、その対応に追われて医療現場が一時的な大混乱に見舞われるという未来です。一方、プランBは、デジタル化が十分に進まなかったために、医療提供力が減少したままで2025年を迎え、やはり大混乱に見舞われるという未来です。

２０２２年度診療報酬改定は、ここ数回の中でも最も「デジタル化」が進んだ診療報酬改定でした。ロボット支援手術の増点、ロボットスーツによる歩行運動処置の増点、プログラム医療機器（治療用アプリ）の診療報酬項目新設などが行われ、さらにオンライン診療の制度が整った改定となりました。ただし、この改定でのデジタル化は、効率化を進めるという点では不十分で、時間外労働時間の上限規制適用による労働力減少を十分補えるほどの規模ではありませんでした。次の２０２４年度診療報酬改定では、診療報酬・介護報酬の同時改定が予定されているため、そこで一気にデジタル化を進めるのには限界があり、２０２２年度診療報酬改定で先行してできる限りのデジタル化を推し進めたものと思われます。

プランA、プランBとも、２０２５年頃に日本の医療が大きな混乱を迎えることが予想されますが、その混乱を乗り越えた後に持続可能な医療提供を可能にするのは、当然ながらプランAの方です。プランAに舵を切るためには、時間外労働時間の上限規制適用による医師の労働力減少を補うために、２０２４年度診療報酬改定において「デジタル大変革」ともいうべき大きな変革が必要です。医療現場の生産性向上を目指すために、医療アクセスの向上、医療提供におけるコストの削減（効率化）、医療の質の向上――の大きく３つの変革が求められます。これらを実現する重要なツールとして注目されているのが、時間や距離の制限を取り払うデジタルテクノロジーです。

デジタルテクノロジーの活用例としては、オンライン診療や問診システム、AI医療機器の活用、治療用アプリを用いたデジタル治療、電子カルテなど患者データのシステム連携などが挙げられます。特にオンライン診療は、医療リソースが足りない地域に対して、医師が多くいる都市部などから積極的に医療提供を行う手段として活用が期待されます。また、病気になってからの医療提供だけでなく、病気の前段階である人々の「不調」や「未病」の領域まで、医療の領域を広げていくといった方向性も考えられます。日本全体で社会を健康にするという意識への転換が実現できれば、地域単位で医療リソースを計算する必要はもはやなくなるでしょう。このように先進的な「デジタル大変革」が起きると、2025年にはデジタル対応に追われる医療現場が混乱に見舞われると予想されますが、この一時的な混乱を乗り越えた先には、医療の明るい未来が待っているといえるでしょう。これがプランAです。

一方のプランBは、このような「デジタル大変革」が今の日本では実行できなかったという未来です。時間外労働時間の上限規制適用によって、日本の医療を支える病院勤務医の労働時間が制限されることで、2025年頃には医療提供力の不足を補えなくなる事態が各地で発生すると予想されます。これは患者さんの不利益につながるため、本来は避けなければならない事態ですが、もし医療提供力の不足が現実に起こってしまった場合は、２０２４年に続く２０２６年度診療報酬改定での対応が不可欠になります。この場合、社会情勢の要請から、これまでの改定とは比べものにならないような、抜本的な体制変更が必要になると考えられます。医療制度が大々的に見直され、２０２７年頃には日本の医療は大きな変革の渦中にあることでしょう。ここに至る過程で、２０２５年からしばらくの期間、医療提供体制に大きな混乱を生じると予想されます。プランＡでのデジタル化への対応と比較すると、医療体制の変革に対応するために長期的な混乱が起こることが懸念されます。患者さんの利益という点から見ても、プランＢのシナリオは避けなければなりません。

ここまでに挙げた日本の医療の課題を解決する上では、デジタルテクノロジーの活用と実装が不可欠です。そして現代は、ビッグデータ、ＡＩといった第４次産業革命のテクノロジーによって社会が大きく変わりつつあり、医療はこのテクノロジーによって「医療4.0」と呼べる時代を迎えています。

第2章

第4次産業革命と「医療4.0」

第1章では、日本の医療の現状と課題を概観しました。ここからは、本書の最大のテーマである「医療4.0」に話を進めつつ、新型コロナウイルスのパンデミックで大きく変わった社会と医療業界、2030年の未来に向けて構想されている医療の姿について解説します。

医療4.0とは

今我々は、**「医療4.0」**と呼ぶべき時代のさなかにいます。もともと、現在の医療の形ができたのは1960年代のことです。1961年に国民皆保険制度が始まり、1963年には、それまで地域によって異なっていた保険点数と診療報酬の換算レートが、1点10円と全国一律になりました。このころの医療は日本におけるいわば「始まりの医療」で、これを「医療1.0」とします。

1970〜80年代にかけて、医事会計システムや部門システムなど、病院の情報システムの導入が始まり、医療現場における基幹システムのデジタル化が広がってきました。また、日本での高齢化の進展を見据えて、高齢者保健福祉推進十カ年戦略（ゴールドプラン）などの策定が始められたのも、1980年代のことでした。この時代の日本において、医療1.0の次の段階として起こった医療の変化が、「医療2.0」です。

記憶に新しい方も多いかと思いますが、１９９０年代後半からインターネットが普及し始め、２０００年代初頭にはそのことが医療業界にも変化を起こし始めました。電子カルテや院内でのインターネット利用が広がり、医療現場の電子化が進み始めたのがこの時代です。恐らく40代の医師であれば、紙カルテを電子カルテ化するという病院のプロジェクトの際に、ただひたすら紙カルテをスキャンしてＰＤＦ化するという経験がある方も少なくないかと思います。私もその一人で、医師になった２００７年ごろに、夜な夜な紙カルテのスキャンをしていました。このように、臨床現場の医師にも医療のデジタル化を感じられるようになったのが「医療3.0」の時代です。

そして２０２０年代は、テクノロジーの進化により社会に大きな変化が起こるとされている時代です。ＩｏＴ（Internet of Things）、ＡＩ、ビッグデータ、ロボティクスといったテクノロジーによる「**第4次産業革命**」により、社会は大きく変わりつつあります。テクノロジーはあくまでも手段ですが、適切に活用すれば心強い武器となり、今まで解決できなかった医療現場の課題に新たなアプローチを提示してくれます。

第４次産業革命は医療・ヘルスケアをどう変える？

大昔、狩猟社会（Society 1.0）が農耕社会（Society 2.0）に変化し、やがて欧米で第１次産業革命が起こったことで工業社会（Society 3.0）が形成されました。重工業をはじめとする新たな工業分野が発展した第２次産業革命、コンピュータやインターネットの登場による第３次産業革命を経て、情報社会（Society 4.0）が構築されました。そこにデジタル化とさらなる情報化が進むことで、現代の社会には第４次産業革命の波が起こっています。こうしたテクノロジーによって形成され、サイバー空間（仮想空間）とフィジカル空間（現実空間）が融合する新たな社会を、政府は「**Society 5.0**」と呼んでいます（**図12**）。

これまでの情報社会（Society 4.0）では、「意識して」サイバー空間（クラウドなど）と接続していました。例えば、インターネットで何か情報を調べるときには、検索エンジンに文字を入力して検索します。「検索しよう」と思ってアクションを起こすということです。一方、これからのSociety 5.0の世界では、「意識しないで」メリットが享受できるようになるのです。ＩｏＴデバイスが経時的に大量の情報を収集し、それが蓄積されることでビッグデータが形成されます。このビッグデータをＡＩで解析することで、個人に対して何らかの

図12　Society 5.0の到来

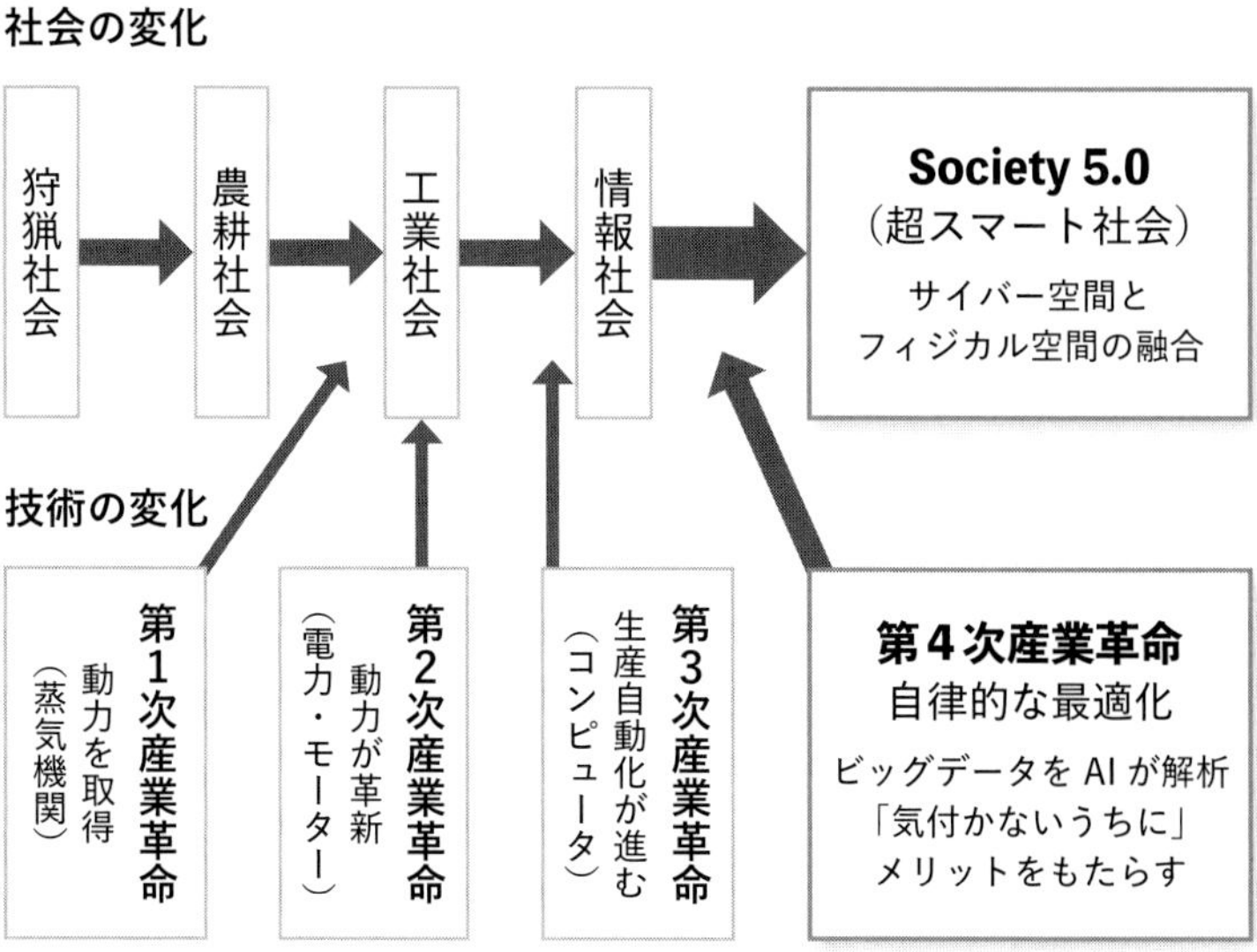

メリットを返すことができるようになります。それがメリットを受けようとして行われるのではなく、「気付かないうちに」行われるのがSociety 5.0の特徴です。

　医療分野では、医療現場の情報や環境情報、また血圧や心拍数、体温、呼吸数、体重、血糖値といった生理学的計測データを、リアルタイムに集めてビッグデータとすることで、生活者や患者さんの快適な生活や健康増進、最適な治療、負担軽減につながると期待されています。

　第4次産業革命の技術が医療の世界にも実装されることで、これからの社会では、「生きているだけで気付かないうちに健康になる」ということが起こり得ます。その世界を実現すべく、「医療4.0」を実践していくためには、まず現状の把握が必要です。制度のハードルや、そうしたテクノロジーをどのように開発し、広げていくかといった課題もあります。社会をより良くするために解決できる課題が、医療・ヘルスケア領域ではまだまだ残されています。

Society 5.0の時代、「医療4.0」が進む方向性として、3つのキーワードがあります。それは、医療の「**多角化**」「**個別化**」「**主体化**」です。

（1）多角化

もともと医療とは、病気になって医療機関を受診して初めて始まるものでした。それが近年、医療のカバーする領域が拡大しています。医療のアプローチが予防領域や健康管理の領域にも広がり、さらには在宅医療やオンライン診療など、自宅や日常生活の場面にも広がっているのです。病気になる前や病気になった後、そして医療機関の外の日常生活など、様々な場所で医療と触れる機会が出てきたことを、ここでは医療の「**多角化**」と呼びます。すなわち、これからの医療は生活の中に当たり前にあるものとなり、ますます日常に溶け込んでいくと考えられます。

医療・ヘルスケア領域の製品やサービスを提供する企業としても、医療機関内で医療を提供する事業だけでなく、予防事業やリハビリテーション（リハビリ）事業、オンライン診療事業というように、事業の多角化を進めています。個別の事例については第3章で取り上げますが、例えば2020年に日本でも初めて医療機器として承認された治療用アプリは、病気の診断後、普段の生活の中でも医療との接点を持てるようにする治療アプローチと捉えられます。すなわち、通院と通院の間、自宅での「医療空白」に対して、家庭において医療を提供できるようにする取り組みです。また、スマートウオッチであるApple Watchの心電図アプリも、日常の中に医療が溶け込んでいる代表例です。身に着けていれば、日常生活の中で心房細動の疑いがある不整脈を検出できるのです。

医療を提供する医療機関の姿も変わっていきます。病院や診療所で患者さんを待って医療を提供するというスタイルや、保険診療のみを行うというスタイルばかりではなくなります。医療者が患者さんの自宅を訪問する在宅医療は既に一般的なものとなりましたが、患者さんが自宅にいながら診察を受けられるオンライン診療もまた今後、普及が進むでしょう。また、美容医療などの診療メニューを取り入れて自由診療の割合を増やしたり、健康系の企業とコラボレーションしたりすることで、様々な形で医療の多角化が進むと考えられます。

（2）個別化

医療の「**個別化**」とは、大規模な集団に対するアプローチではなく、個人に最適化された医療が提供できるようになることです。様々なテクノロジーの発達により、医療はより個人に合わせたものになり、オーダーメード化が進んでいます。

従来の医療ビッグデータの活用法としては、多くの人のデータを集めて、その多くの人に対して薬が効くのかどうかを割合として提示するといったものが一般的です。例えば、これまで同じ病気の人には、多少の選択肢はあるものの基本的には同じ薬が処方されていました。その薬の治験の結果、大部分の人に一定以上の効果があると認められたからです。しかし、同じ薬を使用しても副作用が出る人や、効果が出ない人もいます。患者さんに対して「この病気にはこの薬が一番よく効くはずですが、あなたに効くかどうかは試してみないと分かりません」と言わざるを得ないのが、これまでの医療の実情でした。薬の効果が認められるかどうか、多人数の集団の平均としてしか分析できなかったわけです。

しかし、これからの医療ビッグデータは、マスの（大規模な）ビッグデータではなく、個々人のビッグデータに変わっていきます。ウェアラブルデバイスの活用により、個人のデータを今まで以上に簡単に、非侵襲的に、そしてリアルタイムに取得できるようになりました。個人の食事や睡眠など生活習慣のデータ、過去にどの薬を飲んでどんな変化があったかなど、一人ひとりのデータを記録し、治療や健康観察に役立てていくことが可能になりつつあります。個人の健康や生活に関するビッグデータを基に、その人に最も合うオーダーメードの投薬や治療を提供できるようになると予想されます。多くの人に対しては効かないような薬であっても、ある個人に対しては効くといった薬の選択も可能になるでしょう。

また、ウェアラブルデバイスを装着しているだけで、24時間365日データを取得し続けることができ、病気の状態だけでなく、病気のない通常の状態についても大量のデータが蓄積されます。こうした膨大なデータをＡＩが解析することで、「通常状態の自分」が可視化されるようになり、そこから外れたデータとして、ストレスがかかった状態や、病気の前触れなどを見つけられるようになると期待されます。

さらに、医療ビッグデータ活用の個別化が進むことで、医師の仕事も多様化すると考えられます。例えばデータサイエンティストのように、ＡＩが導き出した結果を分析し、患者さんに分かりやすく伝える役割を担う医師や、日常的に健康のアドバイスをする健康総合プロデューサーのような医師も登場するでしょう。

（3）主体化

従来、医療に対する患者側の態度としては「先生がそう言うなら、その治療法でお願いします」と、医師に言われるままに治療を受けるケースが一般的でした。専門的な知識を有する医師が患者さんに関するデータを持っていて、そのデータを踏まえて患者さんに治療方針を示し、治療を進めるという構図のため、医師・患者間には情報の非対称性がありました。患者側が受動的な姿勢になりやすい理由の一つに、患者さんが自身のデータを見る機会が少ないという点が挙げられます。前回受診時までのデータは患者さんの手元にない場合が多く、前回までと今回とでデータを比較することもできません。血液検査など、次回受診時まで結果が分からない検査が多いことも、患者さんの関心を弱めてしまう一因かもしれません。

しかしこれからは、患者さんが自身の健康について主体的に知ろうとする流れ、いわば「主

体化」が顕著になるでしょう。IoTやAIの発達によって、日常的に使用するアプリで健康データを取得・管理し、分析することが可能になります。そうした患者自身が管理するデータを基に、医師がアドバイスを行うといった場面も増えるでしょう。中でもウェアラブルデバイスで記録するヘルスケアデータであれば、リアルタイムにデータとその変化を確認できます。生活者や患者さんが何らかの行動を取ったとき、その結果がデータとして可視化されるわけです。行動の効果が自身の身体に表れていれば励みになり、さらに健康的な行動を続けようという意識につながります。

自身の健康や医療に関する情報を記録・管理する「PHR（Personal Health Record）」の活用が広がることで、歩数などの運動データや体重などのヘルスケアデータに加え、医療現場での血液検査や診察の結果など、医療データを個人で管理することも一般的になるでしょう。健康保険証の情報とマイナンバーがひも付けられ、健康診断の結果を患者さん自身が一元的に確認できるようにする取り組みも進んでいます。さらに、医療や健康に関するサービスが患者さんを中心に再構成され、患者さんのスマートフォンにデータが蓄積されるようになります。こうしたトレンドの中で人々の健康意識が高まることで、自分の健康を医師に委ねるのではなく、自ら主体的にセルフケアを行いながら、治療方針の決定につなげる人も増えていきそうです。これまで医療は、医療従事者や医療系企業、行政が主体となって担ってきましたが、患者中心の医療へと転換しつつあるのです。

２０３０年は通院がなくなる？

２０３０年頃には、オンライン診療がありふれたものになる（多角化）ほか、個人に最適化された医療が提供されるようになり（個別化）、患者自身が医療情報を持つようになるでしょう（主体化）。こうした変化から２０３０年頃には、対面診療を受けるのは本当にそれが必要な人だけに限られ、それ以外はオンラインでの医療提供が一般的な時代になると私は考えています。つまり、外科的な手術や手技を行う場合、抗がん剤の点滴のような管理が必要な場合、患者さんからの強い希望がある場合など、「対面診療が必要なとき」以外は、現在対面で提供されている医療の多くをオンラインで提供するのが普通になると予想しているのです。

大規模な病院はこれまで同様、専門的な診療を担い続けることになりますが、診療所に求められる要素は変化していく可能性があります。これまで都市部では、仕事の合間や移動の途中で通院できるように、診療所は駅やビジネス街の近くに多く立地してきました。車社会の地域では、駐車場があるかどうかが診療所を選ぶ重要な基準になります。医師の技術よりも、立地や駐車場の有無が「選ばれる診療所」の要素となってきたのは、医療機関への受診が対面診療を前提としているためです。オンラインファーストの医療提供が普通になり、対面診療が毎回ではなくなれば、診療所の立地も変わってくるでしょう。年に1、2回程度の対面診療であれば、多少不便な立地でも事業として成立するかもしれません。仕事の合間ではなく、休日に出かけるついでに受診できるような立地で開業する診療所も登場するでしょう。むしろ、患者さん側が診療所を選ぶ基準として、立地の要素は弱まり、なぜその医師なのか、どんな専門性を持つクリニックなのかといった要素が重視されるようになると考えています。

また将来的に、医療法の改正や解釈変更が行われれば、医師が不在の診療所、いわば「無人クリニック」が登場するかもしれません。これは、常時オンライン診療が可能な通信環境とＩｏＴ医療機器が整備された施設で、看護師などの医療者はいるものの、管理者の医師が「無人」の診療所です。今後、家庭にあるＩｏＴ医療機器を活用したオンライン診療の普及が進むと予想されますが、そうした家庭用の機器だけでは診療が難しい場合、患者さんは無人クリニックを受診してより専門的なＩｏＴ医療機器で検査を受け、その場でオンライン診療を受けるという流れが想定されます。現行の医療法のままでも、調剤薬局の場を活用することでこれに近いコンセプトの診療が行われる可能性もあります。

テクノロジーの進歩は指数関数的

「２０３０年にはオンライン医療が中心となり、対面診療の方が特別になる」というと、突飛な考えに聞こえるかもしれません。しかし、私はいたって真面目にそう思っています。それはテクノロジーの進歩が指数関数的だからです。

ＡＩ研究の世界的権威であるレイ・カーツワイルは「人間が生み出したテクノロジーの変化の速度は加速しており、その威力は指数関数的な速度で拡大している」と述べています。「指数関数的」とは、毎回「かけ算で増えていく」という意味です。最初はゆっくり増加していても、毎回かけ合わせていくうちに、増加のスピードがグングン加速するのです。

例えば、人間の持つ遺伝子の全遺伝情報を解析したプロジェクト、通称「ヒトゲノム解析計画」は、１９８８年の開始時点では完了までに１００年かかると言われていました。当初、プロジェクトは遅々として進んでいないように見えましたが、テクノロジーの急激な進化によってわずか15年で完了するに至りました。技術革新が進めば進むほど、解析のスピードが速くなり、当初の予定の何分の一もの短時間でヒトゲノム解析が完了したのです。これが「指数関数的」な進歩ということです。そして、我々は通常、この指数関数的な進歩をイメージすることができません。テクノロジーによる変化は劇的に起こり、予想できないほどのスピードで世の中を変えてしまうのです。

産業革命を経れば世界は一変する

第4次産業革命によって、2030年には恐らく、今では想像できない社会が実現されているでしょう。このような話になると、例えば2000年からの10年間や20年間には、大して世の中は変わらなかったのではないかという指摘が挙がります。インターネットの高速化やスマホの普及などは大きな変化といえますが、街の景色、いうなれば社会全体の様相という意味では、確かにあまり大きく変わっていないかもしれません。しかし、これからは違います。その違いは、「産業革命」が起こっているかどうかです。第4次産業革命とそれに付随したテクノロジーの急速な進歩によって、社会や街の景色はこれまでの10年間、20年間とは大きく異なる変化を遂げるでしょう。

例えば現在、公道を走る車はほぼ１００％、人間が運転しています。通勤電車や新幹線も人が運転しています。人間の運転手なしに運行されているのは、東京・お台場を運行する「ゆりかもめ」のような新交通システムなど、数えるほどしかありません。しかし、恐らく２０３０年の街中には、自動運転車や自動運転の鉄道が多数走っていることでしょう。ゆくゆくは「人間が運転をしていた時代なんて怖くて考えられない」という時代が訪れるかもしれません。短期間にこれほどの変化が起こるとは思えないかもしれませんが、産業革命の前後では社会の風景が一変するのです。過去を振り返ると、１９００年時点のニューヨークの道路を走っていたのは大半が馬車でしたが、わずか13年後の１９１３年には、そのほとんど全てが自動車に置き換わりました。これは第２次産業革命を受けての大変化であり、それだけ産業革命前後に起こる社会の変化は劇的なのです。

新型コロナウイルスによる社会の変化

第4次産業革命のテクノロジーによる社会の変化が起こり始めていた2020年、誰も想像していなかった出来事が、期せずしてこの社会の変化を加速させました。誰もが知る**新型コロナウイルス**のパンデミックです。リモートワークや非接触型ビジネスの拡大が進み、半ば強制的にデジタル化が推進される流れが起こりました。業務のオンライン化によって人々の活動場所は変化し、通勤時間が減って可処分時間が増えたことで、時間の使い方も変わりました。日常生活ではEC（電子商取引）が普及し、動画配信サイトの利用者が増加しました。こうした時代の変化もあり、医療の分野ではようやくオンライン診療の普及が進み始めました。ただ、パンデミックが始まってから2年を経ても、オンライン診療に対応している医療機関は全体の2割に満たず、市場を獲得するために超えなければならない溝（キャズム）を超える段階には達していません。

また、コロナ禍によって私たちは、生活習慣を強制的に変えられたという側面があります。感染対策のために行動制限が課されたことで、「習慣が一度止まる」という変化が起こりました。例えば、毎朝ジョギングをしていた人は、一時期出歩くこと自体をできるだけ控えるよう指示されていたことで、その習慣がなくなったかもしれません。会社への出社の習慣も止まりました。こうした変化は、これまであまり考えることなく当たり前のように行われてきていた習慣や業界の常識に対して、「考え直す」というメスを入れることにつながりました。

さらに新型コロナウイルスは、健康に対する人々の意識も変えました。度重なる感染拡大の波を受けて、ウイルスに対して「自分の身体は自分で守らなければ」という健康意識を持つ人が増えました。睡眠時間や食生活などの生活習慣が変わった人もいるでしょう。テレビなどのメディアで、頻繁に新型コロナウイルスの情報が発信されていたことから、健康や医療に関する情報に敏感になったことも影響したと考えられます。

医療との関わり方も変化しています。従来の医療との関わり方は、体の不調を感じたら医療機関を受診し、医師から病気と診断されればそこから何か改善策を取るというものでした。その対象者は、病気になった人や病気にかかりやすい高齢者が中心という認識が根強い印象でした。それがコロナ禍での意識の変化によって、生活者が日ごろから積極的に健康維持を行い、自分から運動や生活習慣の改善を始めることで病気の予防に努める人が増えつつあります。この健康意識の高まりは、20～50代など従来は病気への意識があまり高くなかった年代にも広がっており、医療・ヘルスケアサービスの対象者も、既に病気になった患者さんだけでなく、病気になっていない生活者にも広がっています。患者さんや生活者の医療・ヘルスケアに対するニーズが多様化しているのです。

もちろん、全ての人の健康意識が高くなったわけではありません。自ら進んで健康に関する情報を調べて、積極的に医療やヘルスケアに関わろうとする人が増えている一方、これまで通り体調が悪くなったときにだけ医療機関にかかるという人も大勢いるため、むしろ二極化が進んでいる印象です。では、医療・ヘルスケアサービスが、デジタルテクノロジーの活用によってどのように変わっていくのか、次章で詳しく見ていきましょう。

第3章

医療とテクノロジーの現状と展望

本章では、医療とテクノロジーを語る上で特に重要な概念である「デジタルヘルス」と「ＤＸ」について、まず総論的に解説します。続いて、デジタルヘルスや医療ＤＸの各論として、具体的なトピックを取り上げます。

デジタルヘルス

デジタルヘルスとは

まずは、「**デジタルヘルス**」とは何かから説明します。米食品医薬品局（ＦＤＡ）などの専門機関によってそれぞれに定義されていますが、大まかにデジタルヘルスとは、「ＩＣＴやＡＩ、ＩｏＴなどのデジタルテクノロジーを活用した医療・ヘルスケア領域の製品・サービス」のことです。「ヘルスケア」は医療領域だけでなく、健康増進や予防領域、リハビリ、疾患管理などを含む幅広い概念なので、「デジタルヘルス」が指す対象も非常に幅広いものです。ヘルスケア（Healthcare）とテクノロジー（Technology）を掛け合わせた造語であ

図13　デジタルヘルスの概念

デジタルヘルス：ICTやAI、IoTなどのデジタル技術で
医療・ヘルスケア領域に新しい価値を提供する取り組み

Healthcare × **Tech**nology

・健康増進・予防
・医療
・介護

・人工知能（AI）
・IoT
・仮想現実（VR）
・ビッグデータ
・スマホ・アプリ対応
・クラウド対応
・チャットbot化

〈具体例〉
・健康管理サービス
・オンライン診療サービス
・AI医療機器
・疾患管理サービス
・治療用アプリ
・介護現場用サービス
・電子カルテシステム
・会計システム
・バイタルデータ管理

る「**ヘルステック**（Healthtech）」や、情報通信技術（ICT）を有効活用したヘルスケアサービスである「**eヘルス**（eHealth）」も、これに含まれます（**図13**）。

　オンライン診療はデジタルヘルスの代表例の一つです。ICTの活用により、従来の対面診療のように医師と患者さんが同じ時間・場所に介在していなくても診療が可能になります。AIによる画像解析技術を併用すれば、医師の見逃しが減ったり、得られる情報も格段に増えることが期待できます。

　デジタルヘルスの具体例は、実用化されているものだけでも多岐にわたります。AIを用いた内視鏡診断支援ソフトウェアは、既に内視鏡検査の場面で活用されています。禁煙治療の領域では、スマホのアプリを「処方」することで受診時以外も治療を進められる「治療用アプリ」が実用化されています。Apple Watch に実装された不規則な心拍の通知プログラム・心電図アプリは、世界中の多くのユーザーが活用しています。

このようにデジタルテクノロジーを活用することで、今ある医療・ヘルスケアの課題を解決したり、新たな価値を提供したりする取り組みを「デジタルヘルス」と呼んでいます。

「デジタル医療」と「デジタル治療」

もう少し詳しく知りたい方のために、関連用語の「デジタル医療」「デジタル治療」についても触れておきます。アメリカのデジタルヘルス関連の業界団体である Digital Therapeutics Alliance（DTA）による提言「Digital Health Industry Categorization」では、デジタルヘルスの中でも、医療領域でエビデンスを基にしたサービスを「**デジタル医療**（**デジタルメディシン**）」と分類し、さらに医療領域の中でエビデンスを基に治療や疾患管理を行う領域を「**デジタル治療**（**デジタルセラピューティクス**［**DTx**］）」と呼んでいます（図**14**）。

図14　デジタルヘルス関連用語の定義

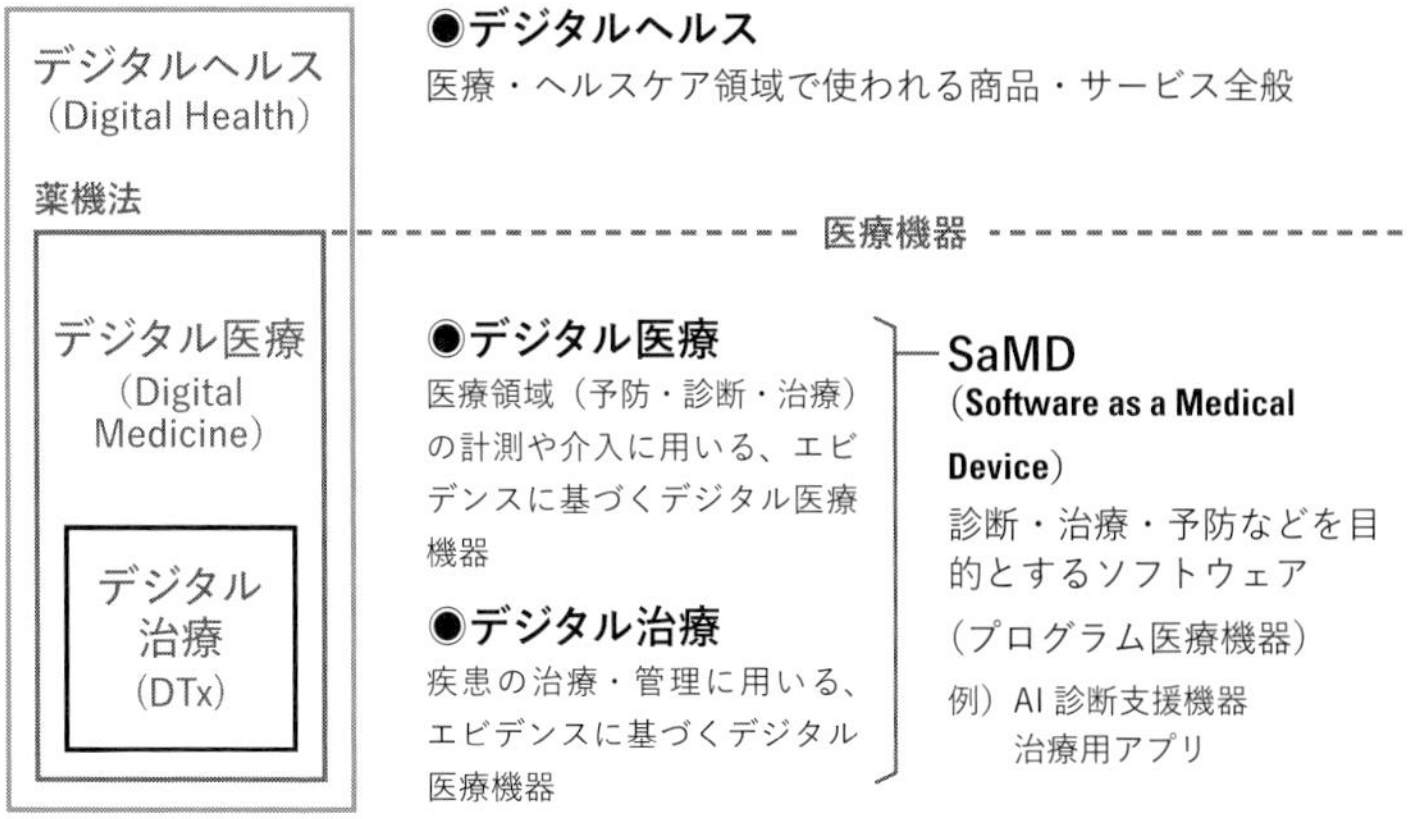
デジタルヘルス
(Digital Health)
薬機法
デジタル医療
(Digital Medicine)
デジタル治療
(DTx)
●デジタルヘルス
医療・ヘルスケア領域で使われる商品・サービス全般
医療機器
●デジタル医療
医療領域（予防・診断・治療）の計測や介入に用いる、エビデンスに基づくデジタル医療機器
●デジタル治療
疾患の治療・管理に用いる、エビデンスに基づくデジタル医療機器
SaMD
(Software as a Medical Device)
診断・治療・予防などを目的とするソフトウェア
（プログラム医療機器）
例）AI診断支援機器
治療用アプリ

「デジタルヘルス」は、医療・ヘルスケアの全領域でデジタルテクノロジーを活用したサービスを全て含みます。このため、デジタルテクノロジーを活用した医療機器以外に、オンライン診療システムや遠隔健康医療相談、ＰＨＲ(Personal Health Record)、健康管理アプリ、電子カルテシステム、バーチャル治験システムなど、医療機器でない製品やサービスなどが全て含まれます。

デジタルヘルスの中でも、「デジタル医療」はエビデンスのある医療機器として、画像診断支援ＡＩや遠隔モニタリング機器などが含まれます。治療や疾患管理においてエビデンスのある「デジタル治療」には、治療用アプリや治療管理サービスなどが該当します。

デジタルヘルスの製品・サービス分類

デジタルヘルスの製品・サービスの分類を、より具体的に見てみましょう。経済産業省のヘルスケア産業課が作成した分類表（**図15**）では、横軸に「予防・健康増進」「診断・治療」「予後・介護」という患者さん・生活者の健康状態を、縦軸に「遠隔診療など」「AI／ロボット／ゲノム」「mHealth（モバイルヘルス「アプリ、ウェアラブルデバイスなど」）」というモード（サービスやデバイス）をとって分類しています。

例えば「予防・健康増進」の領域には、AI問診サービスや、「ルナルナ」のような健康管理アプリ、遠隔健康医療相談サービスなどが含まれます。デジタルヘルスには、このように患者さんや生活者自身が使用するサービスのほか、医療機関や薬局で使用するサービス・システム、製薬企業や医療機器メーカー、民間保険会社、さらには一般の企業も利用する、デジタルテクノロジーを活用した医療・ヘルスケア領域のサービス全般が含まれます。

医療機器と非医療機器の違い

図15の中央部には「医療機器」を示す領域があり、ここには手術支援ロボットや内視鏡診断支援ＡＩ、Apple Watch の心電図アプリ、治療用アプリなどが含まれます。医療機器とは、医療の現場で、疾患の予防・診断・治療に用いるものとして、国が認めた機器のことです。２０１４年には医薬品、医療機器等の品質、有効性及び安全性の確保等に関する法律（薬機法）が改正され、プログラム単体であっても、予防・診断・治療を目的としたものは医療機器に含まれるようになりました。

一方、「ヘルスケア機器」と呼ばれる、運動や食事、睡眠を支援・管理するデバイスや、ウェアラブルデバイスなど健康増進のためのデバイスの多くは、医療機器ではありません（非医療機器）。例えば、血圧を測定し、そのデータをスマホなどに送信する機能を持つＩｏＴ血圧計は医療機器ですが、血圧のデータを記録する「記録アプリ」は非医療機器です。医療機関で使われているシステムでも、電子カルテやオンライン診療のサービス、予約システム、医用画像を集積するファイリングソフト、医師間の情報共有アプリなど、予防・診断・治療を目的としないものは、非医療機器に分類されます。

（出典：経済産業省 商務・サービスグループ ヘルスケア産業課
「第１回新事業創出 WG 事務局説明資料」［2021 年１月 29 日］、一部改変）

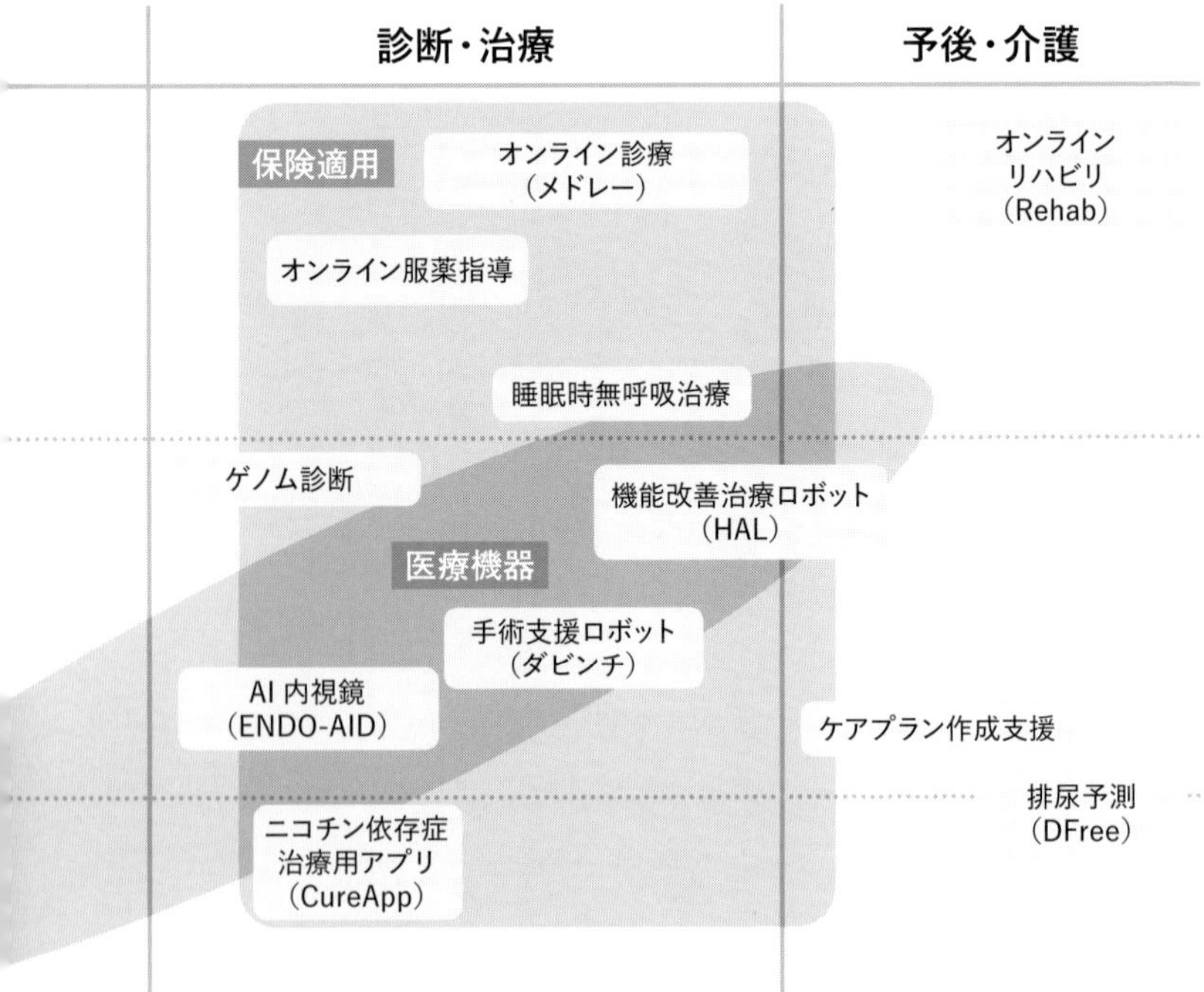

図 15　デジタルヘルスの製品・サービスの分類
（括弧内は製品・サービスまたはメーカーの例）

健康状態 / モード	予防・健康増進
（1）遠隔診療など ・通信技術を利用 ・患者などに遠隔でサービスを提供	遠隔健康医療相談（LINE ヘルスケア） 遠隔保健指導（DNP）
（2）AI/ロボット / ゲノム ・情報処理技術を利用 ・サービス提供地で利用される	DTC 遺伝子検査（MYCODE） AI 問診（Ubie）
（3）mHealth **（アプリ・ウェアラブル）** 患者・利用者が持つ情報端末による情報収集・行動変容	健康管理アプリ（FiNC） 心電図アプリ（Apple） 女性健康アプリ（ルナルナ） 認知機能チェックアプリ ウェアラブル（FitBit）

デジタル化が医療にもたらす変化

第1章で取り上げたように、これからの日本の医療・ヘルスケアに求められていることは、大きく①医療提供の格差をなくす、②医療者の労働環境を改善する、③医療費を抑える――の3点です。これらの課題に対して、デジタルテクノロジーを活用することで何ができるのでしょうか。

例えば従来の対面診療では、医師と患者さんとは同じ時間に、同じ場所にいる必要がありましたが、オンライン診療であれば距離の制限がなくなります。これにより①医療提供の格差を軽減できます。また、医師と患者さんがチャットでやり取りすれば、リアルタイムでの会話が必要なくなります。診療の時間の制限がなくなることで、②医療者の労働環境改善につながると期待されます。さらに、オンラインでの対話やチャットの内容をデジタル化し、AIによる解析を行うことで、従来よりも診察時に得られる情報が増え、医療の質向上に役立てることができるでしょう。これは労働環境の改善とともに、③医療費抑制にも寄与する可能性があります。

では、デジタルテクノロジーはどのように市場に受け入れられ、社会に浸透していくのでしょうか。調査会社のガートナーは、新たなテクノロジーなどが登場してからの期間と期待度を視覚化した、「**ハイプ・サイクル**」という概念を提唱しています。このハイプ・サイクルによると、テクノロジーが登場したばかりの時期（黎明期）に続いて、過剰なほどの期待を集める時期（ピーク期）が訪れます。その期待には成果が見合わないことで、期待度は一気に低下して底を打ちます（幻滅期）。この底を乗り越えてようやく、テクノロジーは普及していきます（啓発期・安定期）。

デジタルヘルスについては、ちょうど幻滅期を越えて、これから本格的な普及が始まるという段階に位置付けられています。業界内で主流の位置を占めるまでには5～10年を要するとされており、デジタルヘルスは２０２０年代に医療・ヘルスケア業界の主流に躍り出ると期待されます。

過去を少し振り返ると、２０１０年に経済産業省が発表した「技術戦略マップ２０１０」において、「２０３０年のくらしと医療機器」という未来予想図が示されました。ここでの未来予想図はまさに、デジタルヘルスの社会実装によって実現される未来を体現したものであり、２０１０年は日本における「デジタルヘルス元年」と位置付けられると考えています

図 16　日本におけるデジタルヘルスの歩み

規制の整備　大企業

2010年		**「デジタルヘルス元年」** 経済産業省 技術戦略マップ2010「2030年のくらしと医療機器」
2011年	1月	内閣官房 医療イノベーション推進室 設置
	7月	経済産業省 ヘルスケア産業課 設置
2013年	2月	内閣官房 健康・医療戦略室 設置

最新テクノロジー開発　医師が自らベンチャーを設立

2014年	7月	健康・医療戦略 閣議決定
	11月	薬機法改正（プログラム医療機器が対象に）
2015年	4月	日本医療研究開発機構（AMED）設立
	8月	遠隔診療（オンライン診療）解禁
2016年	3月	経済産業省 ジャパン・ヘルスケア ビジネスコンテスト（JHeC）開始
2017年	4月	厚生労働省 ベンチャー等支援戦略室 設置
	3月	オンライン診療の適切な実施に関する指針 公開
2018年	2月	厚生労働省 医療系ベンチャー・トータル サポートオフィス（MEDISO）開設
	4月	診療報酬改定（オンライン診療料新設）
	12月	日本初のAI医療機器 承認

社会実装　大企業、異業種企業

2019年	6月	経済産業省 Healthcare Innovation Hub 設立
2020年	4月	オンライン診療の時限措置（初診からのオンライン診療が解禁）
	8月	日本初の治療用アプリ 承認
	9月	Apple Watch アプリ 医療機器承認
2021年	4月	厚生労働省 プログラム医療機器審査管理室 設置
		PMDA プログラム医療機器審査室 設置
2022年	1月	オンライン診療の適切な実施に関する指針 改訂
	4月	診療報酬改定（オンライン診療の初診料・再診料 新設）

（図16）。翌2011年には経済産業省にヘルスケア産業課が誕生し、ヘルスケア産業、中でもデジタルヘルスの振興を推進する機運が高まりました。それから10年以上が経過し、いよいよデジタルヘルスが「普及」というステージに入ったといえるでしょう。

「今まで解決できなかった問題」に対するアプローチ

第1章の冒頭でも述べたように、医療・ヘルスケア領域で解決が求められている課題の多くは、今に始まったものではありません。課題のほとんどはここ数十年間、医療・ヘルスケア領域に関わる人たちの共通認識であったはずです。にもかかわらず解決されていないのは、取り組む人がいなかったわけでも、取り組む人がいたものの優秀ではなかったというわけでもありません。恐らく、今までの方法では解決できなかったのです。

だからこそ今も変わらず医療・ヘルスケア領域に残っている課題を、今解決する方法はごく限られます。「今まで誰も考えつかなかった方法」で解決するか、「今までできなかった方法」あるいは「今まで誰も使わなかった方法」で解決するかです。少し詳しく見ていきましょう。

（1）「今まで誰も考えつかなかった方法」で解決する？

まず、「今まで誰も考えつかなかった方法」というのは、たぐいまれな才能を持つ「天才」でなければ考えつかないものではないでしょうか。従って多くの人にとって、この方法で解決するのは実質的に不可能だと考えています。

人は何か良いアイデアを思いつくと、あたかも「自分が人類で最初に考えた」かのようにそのアイデアについて語ってしまうものです。特に医療・ヘルスケアのビジネス領域では、ビジネスコンテストで自分が「（少なくとも日本では）最初に思いついた」かのような語り口で、アイデアを発表しているシーンを見かけます。しかし、ほとんどの場合、そのアイデアは既に誰かが考えて実行してきたものです。実行したものの「うまくいかなかった」、あるいは始めたものの「広がっていない」のどちらかです。

実は、これは基礎研究の領域ではほとんど起きていない現象です。学会などの研究発表会が多数開催され、情報公開や人の交流が行われていることに加え、世界中の医療領域の研究論文を調べられるウェブサイト（Pubmed など）があり、先行研究のリサーチが行われてから研究が始められているためだと考えています。ウェブ上で少し検索すれば、世界最先端の取り組みについて「成功事例」だけでなく「失敗事例」も見つけられます。学会ではその最先端の研究をしている人の発表を聞き、直接会って話すこともできます。

このような先行事例のリサーチが、こと日本の医療・ヘルスケアのビジネス領域では、ろくに行われていないのです。いうなれば「車輪の再発明」が起こり続けているのです。誰かが挑戦した結果を調べることもなく、同じような挑戦を始めて、そして同じようなところでつまずく。よく日本人は「問題を自ら見つける」能力が低いと言われますが、これは「設定された問題に対して、適切な回答を出す」能力を伸ばす（あるいはその能力が高い人が「頭が良い」と評される）教育がなされてきた結果ではないかと考えています。ある医療・ヘルスケア領域の課題に対して「日本で教育された頭の良い人」が考えると、制度・リソース・時代背景などが同じ条件の下では、同じ答えを導いてしまうわけです。つまり、皆が同じような新規事業のアイデアを思いついているということです。

現時点で一般的になっていないようなアイデアを思いついたとしても、大抵は「先駆者はいたものの、一般的にはなっていない」だけなのです。少なくとも、思いついたことと類似した事業が必ず過去に存在しています。先行事例の結果を調べ、それがなぜ解決策として広がっていないのかを理解し、自分ならそれを解決できるという仮説を立てられない限り、その挑戦は称えられるものでなく「無謀なチャレンジ」になってしまいます。

（２）「今までできなかった方法」「今まで誰も使わなかった方法」で解決する！

「今まで誰も考えつかなかった方法」ではダメだとすれば、「今までできなかった方法」あるいは「今まで誰も使わなかった方法」はどうでしょうか。実はこれらは、前提となる制度が変わった場合や法律の解釈が変わった場合、そして制度として明確に方針が示されていない場合には有用な方法です。

例えば、第2章で取り上げた「無人クリニック」は、既に中国平安保険グループがサービスを開始しています。これは、ボックス型個室の中で医師によるオンライン診療を受けられるサービスです。独立した個室内で、自身で医療機器を用いてバイタルデータなどを測定しながら、画面を通してオンライン診療を受けられます。診察の結果、薬を処方された場合には、無人クリニックのボックス外に設置された自動販売機で薬を受け取れるのです。

ただ、このようなサービスは現状、日本では実施できません。医療法によって、医療を「常に」提供する場所が規定されているためです（医療法第一条の二の2）。「常に」とは、毎月、毎週といった「定期的な通院の場所」という意味で、もちろん道ばたで倒れた人がいた場合に緊急で医療を提供するように、「常に」ではない状況については医療提供の場所に制限はないとされています。

医療法　第一条の二の2
医療は、国民自らの健康の保持増進のための努力を基礎として、医療を受ける者の意向を十分に尊重し、病院、診療所、介護老人保健施設、調剤を実施する薬局その他の医療を提供する施設（以下「医療提供施設」という。）、医療を受ける者の居宅等（居宅その他厚生労働省令で定める場所をいう。）において、医療提供施設の機能に応じ効率的に、かつ、福祉サービスその他の関連するサービスとの有機的な連携を図りつつ提供されなければならない。

2017年10月に開催された内閣府規制改革推進会議の医療・介護ワーキング・グループにおいて、私はこの規制改革の必要性を訴えました。医療法で規定されている場所以外に、常にオンライン診療を受けられるようにすべき場所を、日本の環境に即して2カ所提案しました。

1つ目は会社です。労働人口の多くは日常の多くを会社で過ごしています（少なくともコロナ禍以前はそうでした）。業務時間内に医療機関を受診しようとすると、休みを取って会社外に出る必要がありました。会社のオフィス内で常に医療を受けられる場所を創出したいという狙いです。

2つ目に、地域でオンライン診療を受けられる専門の場所を設ける必要性を訴えました。第1章でも述べたように今後、地方での医療提供が減少する可能性があることを見据えた提案です。具体例としては、公民館の活用が挙げられます。公民館にWi-Fiなどの通信環境を整え、医療機器を設置します。その上で、医療機器に加えてタブレット、パソコンの操作に習熟したスタッフと、医師以外の医療職スタッフ（看護師など）を配置するというイメージです。

ここで想定しているのは人口の多い地域の公民館ではなく、小学校が廃校となるような地域にある公民館のようなイメージです。こうした地域は子どもが少なく、地域全体の高齢化が進んでいる傾向があります。若年層が少ないために、地域の産業はあまり活発ではない可能性が高く、交通の便も悪いケースが多いでしょう。人口も減少傾向で、もともと地域にあった診療所の院長が引退しても跡継ぎがおらず、医療へのアクセスが悪化するという事態も起こりがちです。

本来であれば地域住民の一人ひとりに対して直接オンライン診療を実施できればいいのですが、ここで特に対象としたいのは、人口が減少している地域に長らく住んでいる高齢者です。オンライン診療を始めようにも、そもそもスマホを持っていない、自宅にWi-Fiがないといった状況が想定されます。仮に通信環境があったとしても、操作が難しく接続できないかもしれません。そうした場合、家の近くに「オンライン診療を受けるための場所」があれば、わざわざ時間をかけて医療機関まで出向いて受診する回数を減らすことができ、医療提供機会の減少をカバーできるのではないかと考えました。

もちろんこれは、新たに医療機関を設置できれば解決する課題です。ただ、管理医師がその医療機関に常駐している必要があります。地方など人口が減少している地域で運営を成り立たせるのは困難なため、医療機関が新規に開設されることはなかなかありません。こうした背景から、「医師がいなくても診察を受けられる場所」としての無人クリニックが必要だと訴えたのです。

無人クリニックを意識して挙げた2つのアイデア「会社でオンライン診療を常に受けられる場所を創る」「地域でオンライン診療を常に受けられる場所を創る」は、規制改革推進会議ではどのように受け止められたのでしょうか。医療法第一条の二の2の条文の中で、医療提供が可能な場所のうち「厚生労働省令で定める場所」とは、医療法施行規則で養護老人ホーム、特別養護老人ホーム、軽費老人ホーム、有料老人ホームのほか、「医療を受ける者が療養生活を営むことができる場所」と記載されています。ここに、前述の2カ所が含まれるかどうかが議論の焦点になりました。

当時の議事録にはこの議論について記録されていますが、2つのアイデアの結果は明暗が分かれました。結論としては、医療提供場所として「職場」は認められましたが、「公民館」は認められませんでした。その理由は、医療法施行規則の「療養生活を営む場所」の「居宅等」に職場は含まれるものの、公民館のような「不特定多数が来るようなところは認められない」ということでした。公民館での医療提供が認められなかったのは残念でしたが、職場については医療提供場所としての新たな可能性を示せました。医療提供における「今までできなかった方法」「今まで誰も使わなかった方法」として、道を切り開くことができたと私は考えています。

このように規制改革推進会議で訴えるのは、「今までできなかった方法」「今まで誰も使わなかった方法」としての一つの実践法でした。制度上できるのかできないのか分かりにくいものを判断する機会としては他に、経済産業省が設けている「グレーゾーン解消制度」などがあります。また、制度としては認められていない技術やビジネスモデルなどについて、限定的な実証を行い規制の見直しにつなげる取り組みである「規制のサンドボックス制度」なども活用できるかもしれません。

テクノロジーの進化に合わせた制度と経済の変化

ここでデジタルテクノロジーの進化に話を戻しましょう。ここ数年での最大の変化は、スマホをはじめとするスマートデバイスが世の中に普及したことです。これに加えてデジタルテクノロジーの進化により、データの収集や分析が効率的に行えるようになりました。これにより医療・ヘルスケア領域では、スマートデバイスやＩｏＴ機器を通じてリアルタイムにデータを取得し、個々人の健康状態を把握できるようになりました。このビッグデータの分析を行うことで、個別のニーズに応えるサービスを提供し、個人の行動変容を促進できるようになりつつあります。

テクノロジーの進展に合わせて、制度の改正もわずかながら進んできました。２０２０年には厚生労働省がプログラム医療機器実用化促進パッケージ戦略を打ち出し、２０２２年度診療報酬改定では初診からのオンライン診療が原則解禁されるなど、制度が整理されてきました。もちろん、技術の進歩と比べるとまだまだ制度が追いついていない部分も多くありますが、制度が整いつつあるからこそ開発者側も対策が可能になり、医療・ヘルスケア産業の振興が加速しています。

ここ10年ほどで、テクノロジーを活用する医療関連のベンチャー企業への投資も盛んになってきました。30億円を超える資金調達を行ったベンチャーも数多くあります。２０１６年前後に起業した医師起業家の中には、株式上場やＭ＆Ａ（合併・買収）という形でベンチャーを一旦成功につなげた例もあります。彼らは医師起業家にとってのロールモデルであり、後進のメンターとなっています。挑戦を行う医師起業家が増え、企業数も増加しています。

なぜ今、ヘルスケアビジネスなのか？

とはいえ２０１０年代半ばまでは、医師起業家はまだまだ特殊なキャリア選択という見方をされていました。私自身、数年前には「医療者がビジネスの話をするとは何ごとか！」と、先輩医師の先生方からお叱りを受けたり、「加藤は医師を辞めた」と言われたこともありました。厚生労働省への出向後、2017年に「ビジネスの領域に飛び込む」というキャリア選択をした際は、周囲から「大学に戻ったら出世が約束されているのに、なぜそんな選択をするの!?」と言われたこともありました。現在のようにオンラインでの交流も盛んではなかったため、「ビジネスで医療・ヘルスケア領域をより良くしたい」という思いや考えを持つ人と出会う場面はかなり限られていました。自らそうした機会を作り出そうと、2017年当時としてはまだ珍しかったオンラインサロン「ヘルスケアビジネス研究会」を始めました。それくらい、医師としてビジネスの領域に飛び込む人は少なかったのです。それが、ここ5年ほどで大きく様相が変わってきました。

ではなぜ今、医療・ヘルスケア領域におけるビジネスが盛んになってきているのでしょうか。この背景としては、現状の医療・ヘルスケアの課題解決を目指し、政府がヘルスケア産業の振興に本腰を入れていることが挙げられます。

第1章でも取り上げたように、日本の大きな社会問題の一つが少子高齢化です。2025年には人口の3人に1人が65歳以上の高齢者になると予想されています。健康寿命は平均寿命よりも約10年短く、その間は高度な医療や介護を要することになります。高齢者の数自体が増加する以上、医療費も今後持続的に増大する見通しです。もはや人の手だけで全ての医

図 17　経済産業省の「次世代ヘルスケア産業創出に向けたコンセプト」
（出典：経済産業省ウェブサイト「経済産業省におけるヘルスケア産業政策について」）

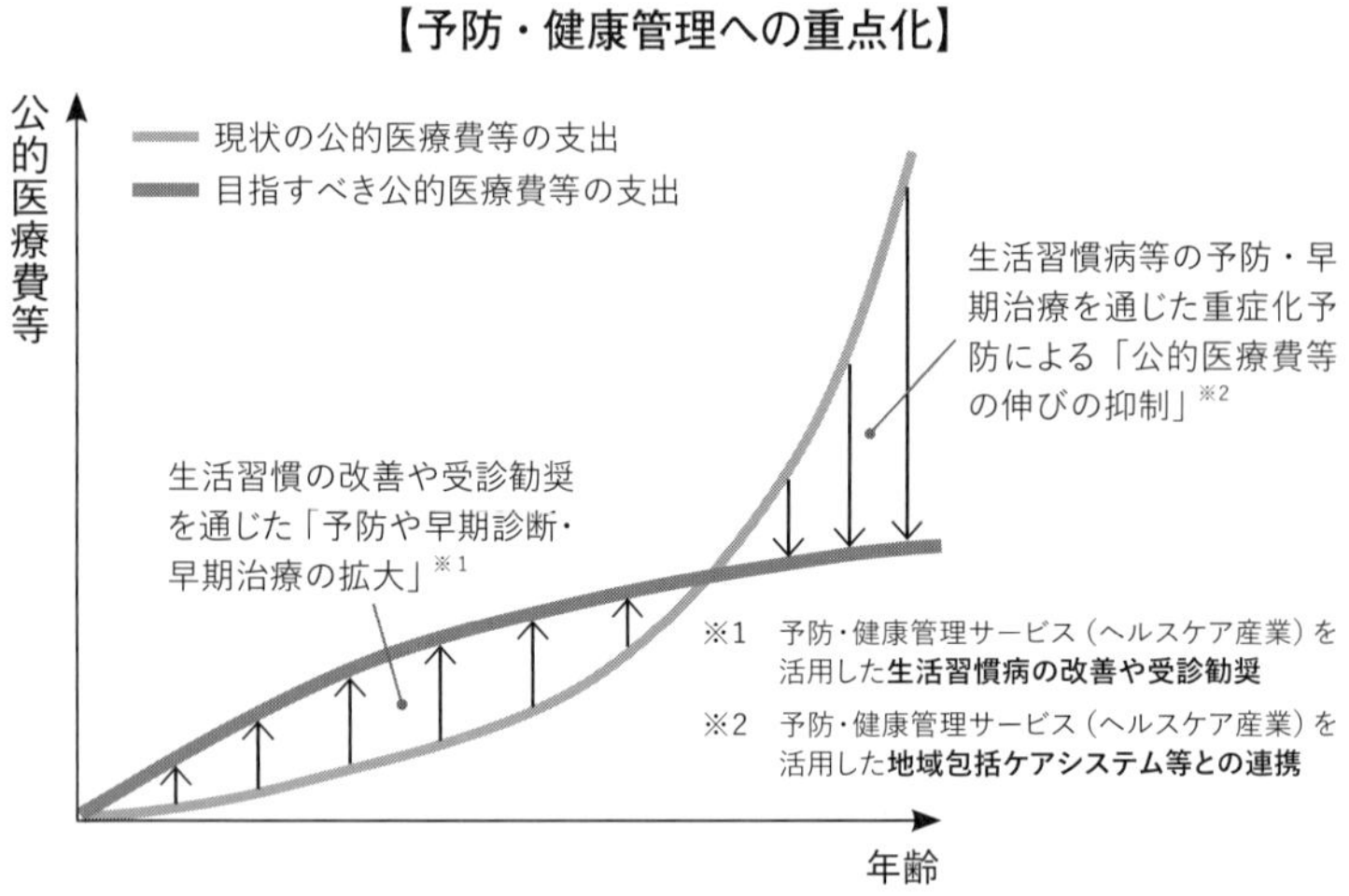

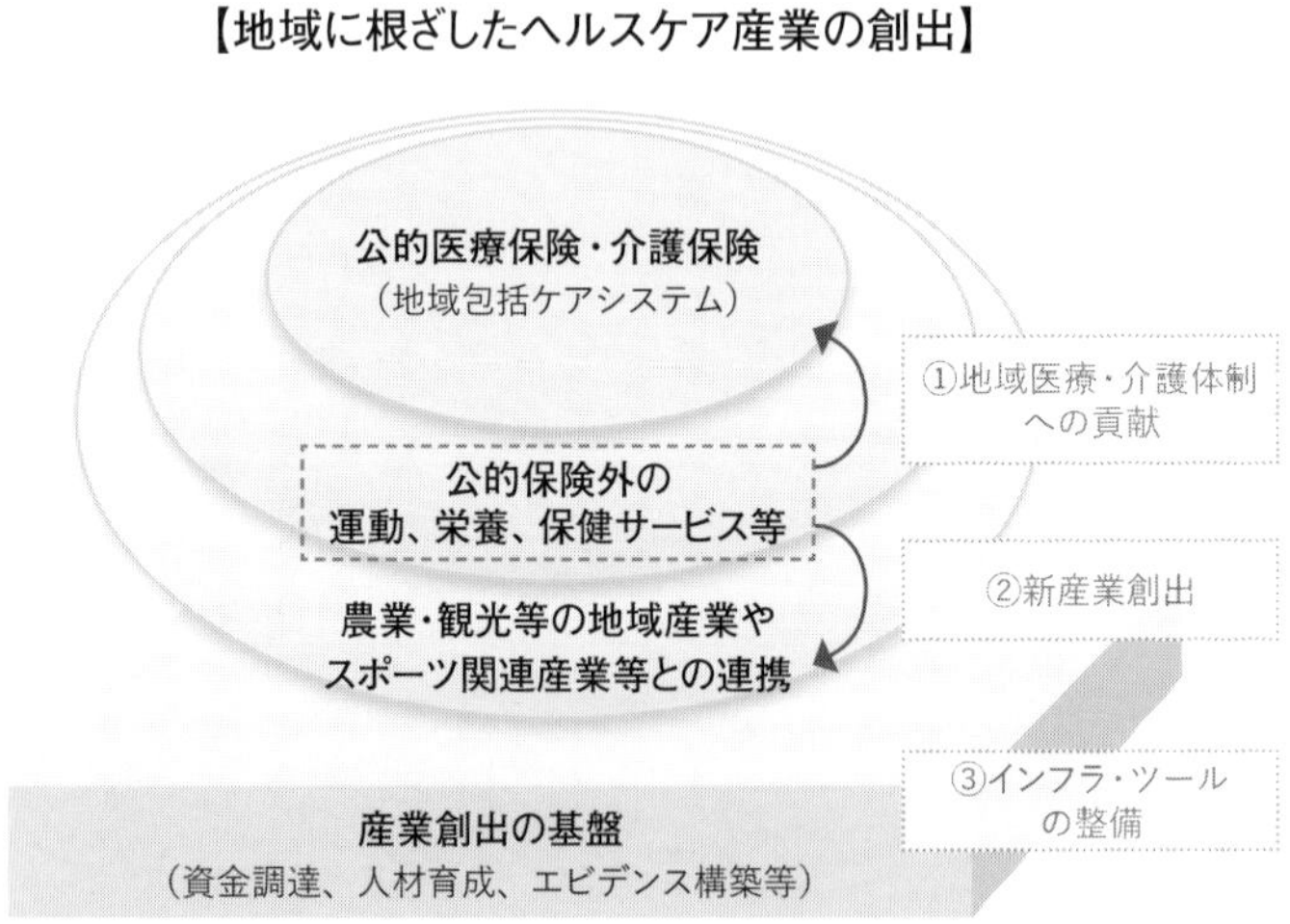

療・介護の提供を続けることは難しくなりつつあり、デジタルテクノロジーや電子データを活用した効率的な医療・ヘルスケアのサービスによって、医療提供の確保と医療費抑制を目指すことが急務となっています。

こうした背景を踏まえ、経済産業省は「次世代ヘルスケア産業創出に向けたコンセプト」（**図17**）を提示しています。このコンセプトでは、大きく「健康寿命の延伸」と「新産業の創出」の2つを同時に達成することを目標としています。公的保険外の予防・健康管理サービスの活用を通して、生活習慣の改善や医療機関への早期受診を促すことを目指しており、具体的には①生活習慣病などについて「重症化した後の治療」から「予防や早期診断・早期治療」に重点を移し、②地域包括ケアシステムと連携した事業（介護予防・生活支援など）に取り組む——としています。

生活習慣病における予防・健康管理の重点化に関しては、現在の「年齢とともに公的医療費の支出が増加する」医療費体系を、「目指すべき医療費・介護費の支出」を示すことで変えようとしています。具体的には、若年者では公的医療費の支出を増やし、生活習慣の改善や受診勧奨を通じて予防や早期診断・早期治療の拡大を進めます。一方、高齢者については、生活習慣病などの重症化を予防し、公的医療費の伸びの抑制を図ります。これには地域包括ケアシステムとの連携も活用されます。「地域に根差したヘルスケア産業の創出」として、地域における多様な健康ニーズを充足する地域医療・介護体制、農業・観光などの地域産業やスポーツ関連産業などとの連携、こうした産業の創出の基盤となる資金調達や人材育成、エビデンスの構築を進めるインフラやツールの整備などが進められます。

政府全体としても、ヘルスケア産業への支援を進めています。例えば、政府が進める5カ年の「健康・医療戦略」第2期（２０２０~２４年）では、「健康長寿社会の形成に資する新産業創出及び国際展開の促進等に係る基本方針」として、治療だけでなく予防や進行抑制、病気との共生を目指す健康・医療システムの構築や、その実現に向けた様々な企業との連携を推進する方針が示されました。より詳細には、公的保険外のヘルスケア産業の活性化、公的保険サービスとの連携強化により、「予防・進行抑制・共生型の健康・医療システム」の構築を目指すとしています。さらに、製薬産業、医療機器産業、介護福祉機器産業、その他公的保険外の様々なヘルスケアサービス関連企業が一体となって新たな付加価値を創出することで、総合的な健康・医療関連産業の振興も目指しています。

政府が本腰を入れてヘルスケア産業の振興を推進していることで、医療・ヘルスケア領域におけるビジネスがより一般的に、より幅広く行われるようになりました。今や医療者がビジネスに参入することは、決して特殊なキャリアではなくなったといえるでしょう。

DX

DXとは

最近、様々な分野のビジネスで**「DX（デジタルトランスフォーメーション）」**という用語を目にする機会が増えました。医療・ヘルスケア領域では、「医療DX」という使われ方でよく登場します。しかし、「DX」とは一体何なのか、正確に説明できる人はあまり多くないのではないでしょうか。

経済産業省は2018年12月に発表した「デジタルトランスフォーメーションを推進するためのガイドライン（DX推進ガイドライン）」の中で、「DX」の定義を示しています。

企業がビジネス環境の激しい変化に対応し、データとデジタル技術を活用して、顧客や社

会のニーズをもとに、製品やサービス、ビジネスモデルを変革するとともに、業務そのものや組織、プロセス、企業文化・風土を変革し、競争上の優位性を確立すること。

これをもう少し簡単にすると、「デジタルテクノロジーを活用して、新しいアプローチで価値を提供できるように組織やビジネスモデルを変革すること」といった意味です。経営者目線でＤＸとは、単に今までのプロセスをデジタル化・ＩＴ化するのではなく、ビジネスのプロセス自体を全面的に変えたり、ビジネスモデルを変更したりする全社改革のことであり、従来とはやり方を大きく変える経営判断が求められます。

ＤＸの実行に当たっては、次の３つのプロセスを経る必要があります。

①デジタイゼーション（Digitization）：部分のデジタル化
②デジタライゼーション（Digitalization）：プロセスのデジタル化（デジタルデータの蓄積）
③デジタルトランスフォーメーション（ＤＸ）

①デジタイゼーション：部分のデジタル化

1段階目のデジタイゼーション（Digitization）とは「部分のデジタル化」、つまり今までアナログで運用されていたものを、一部デジタルに置き換える過程です。例えば医療領域では、紙カルテを電子カルテに置き換える、対面診療をオンライン診療に置き換えるといった変化などがあります。他にも、紙で出力された処方箋をスキャンしてPDF化することで、電子的な管理を可能にすることも挙げられます。紙のままでは処方箋の現物を見る必要がありますが、PDFデータをクラウドで保管すれば、どこからでも処方箋のデータにアクセスして閲覧することが可能になります（もちろん適切なセキュリティは必要です）。

この「部分のデジタル化」が進む背景には、クラウドの普及でどこでもデータが閲覧可能になったこと、一人一台スマホを持つようになったことで、インターネットに接続しているパソコンがなくともデータにアクセスできるようになったことが挙げられます。

②デジタライゼーション：プロセスのデジタル化（デジタルデータの蓄積）

第2段階のデジタライゼーション（Digitalization）は「プロセスのデジタル化」、つまり業務プロセス自体をデジタル化することです。これは、一連の業務プロセスがデジタル化により最適化され、さらにはビジネスの状態をより良くするノウハウがデジタルデータとして蓄積されるような状態を指します。では、前述の「部分のデジタル化」とどこが違うのでしょうか。

例えば、「健康相談として一度、デジタルデバイスを用いた」というのは、「部分のデジタル化」に当たります。一方、「プロセスのデジタル化」では、「この患者さんにこのような返事をした」といった一回ごとの健康相談の記録を、デジタルデータとして残しておきます。その蓄積したデータを活用することで、ゆくゆくは回答を提案してくれるＡＩを開発できるかもしれませんし、究極的にはＡＩだけで相談に応じられるようになるかもしれません。全体のプロセスをデジタル化することで、生産性を高めるノウハウや知恵が蓄積される段階がデジタライゼーションです。

「部分のデジタル化」として紙の処方箋をＰＤＦデータに変える例を挙げましたが、単に写真に撮ったり、スキャンしてＰＤＦ化しただけでは、そこで書かれている内容をデジタルデータとして分析することはできません。紙の処方箋をＯＣＲ（文字認識）などでデジタルデータ化したり、文字情報を含むデジタルデータとして処方箋の内容を調剤薬局と共有したりすることで、初めて「プロセスのデジタル化」の段階に到達します。患者さんが普段どの薬を使用しているかといった管理や、処方薬の事前準備、服薬指導の記録や薬の在庫管理などに、デジタルデータを活用できます。こうしたデータの蓄積により、薬の飲み合わせのアラートなどを自動的に出すことも可能になります。

③デジタルトランスフォーメーション（DX）

「部分のデジタル化」「プロセスのデジタル化」を経てようやく、真のDXを実行できます。DXは、「プロセスのデジタル化」でビッグデータとして蓄積されたデジタルデータを活かし、新たな価値を創造することです。ここでいう「新たな価値」の例としては、サービスの品質や精度を高めることや、大量生産によるコストの削減、サービスの自動化による納期の短縮などが挙げられます。「プロセスのデジタル化」によって蓄積されたノウハウを、サービスとして売り出すといった戦略もDXです。

しかし、医療領域においては現状、電子カルテでさえ十分に普及しておらず、導入していても「プロセスのデジタル化」が実行できていないケースが多くあります。このような状況を改善できれば医療のDXが進み、医療者と患者さんがより多くのメリットを得られるようになるはずです。

医療ＤＸの分類

医療・ヘルスケア領域でのＤＸは、「医療現場に対してのＤＸ」と「生活者・患者さんに対してのＤＸ」の2つに分類できると考えています。

ここまでに挙げた、紙カルテを電子カルテに置き換える、対面診療をオンライン診療に置き換える、健康相談の回答データを蓄積して「プロセスのデジタル化」を目指す、などはいずれも「医療現場に対してのＤＸ」です。

一方、「生活者・患者さんに対してのＤＸ」とは、デジタル化されたツールを使えば使うほどデータが蓄積されて最適化が進み、生活者や患者さんが健康に近づく（健康への精度が高まる、サービスへの費用が安くなる、素早くサービスを受けることができるなど）というものです。「使えば使うほど」とは、日常的な例でいえば、Amazonで本を購入するごとに「こんな本もどうですか？」と提案され、これを繰り返しているうちに推奨の精度が向上していくといったものです。ヘルスケアデータを活用するごとに最適な運動や食事に関する情報が示され、生活者・患者さんの健康に寄与しながらその精度が向上していくことが期待されます。

ＤＸにより「いつでもどこでも」医療を受けられる未来に

コロナ禍がある種の追い風となり、社会全体でＤＸが進みつつあります。そんな中でもなかなか思うように加速しない医療のＤＸを推進するには、行政・産業界・医療界がそれぞれの立場で積極的に行動するのが肝要といえます。

まず行政は、法整備や施策実行のスピードアップが必要です。現状では、技術の進歩や社会の変化のスピードに追いつくことができず、制度を後追いで変えざるを得なくなっています。結果的に、新たな製品・サービスの開発に当たっては、現行の法律下で対応可能なのか否かという判断の重要性が高まっています。

医療をより良くするためには、社会の変化に応じて制度を速やかに適応させていくことが求められます。そのためにも、産業界は行政と対話し、新しい技術が迅速に役立てられるよう情報発信していくことが重要でしょう。また医療界は将来を見通し、デジタル化は避けては通れない道であるという認識を持つべきです。もっとも、経営環境が厳しく、デジタル化への投資が困難な医療機関もあると思います。こうした課題を解決するために、効率的なデジタル化などの情報を共有できるような、医療者同士のコミュニティの形成が加速することを期待しています。

医療DXの進展により、これからの医療の姿は大きく変わるはずです。オンライン診療が普及し始めたことで、「いつでもどこでも」医療を受けられる時代の兆しは見えつつありますが、今後これはごくありふれた日常風景になっていくでしょう。さらにその先には、本人が医療を受けていることを意識せずとも、ウェアラブルデバイスなどのセンシングによって健康管理や検査が行われる未来が到来すると想像しています。そうした未来の実現に医療DXは不可欠であり、また日本の医療が進むべき道はここにあると私は考えています。

「医療4.0」のテクノロジー

ここまで、デジタルヘルスとＤＸの概念を解説してきました。ここからは各論編として、デジタルヘルス医療機器と医療ＤＸの具体的な事例を見ていきます。デジタルヘルスや医療ＤＸの製品・サービスは大きく、デバイスかサービスか、そして介入の段階（予防、診断、治療、予後）によって分類することで、その位置付けが分かりやすくなります（図18）。この分類を参考に、特に今後注目すべきトピックである①**ウェアラブルデバイス**、②**ＰＨＲ**（Personal Health Record）、③**オンライン診療**、④**ＡＩ医療機器**、⑤**治療用アプリ**――について、その特徴や今後の展望をご紹介します。また、病院や診療所以外での医療ＤＸとして、⑥**薬局ＤＸ**についても取り上げます。

ウェアラブルデバイス

デジタルヘルスのデバイスの代表例で、予防から治療後まで幅広い段階で活用できるのが

図 18　デジタルヘルスの分類

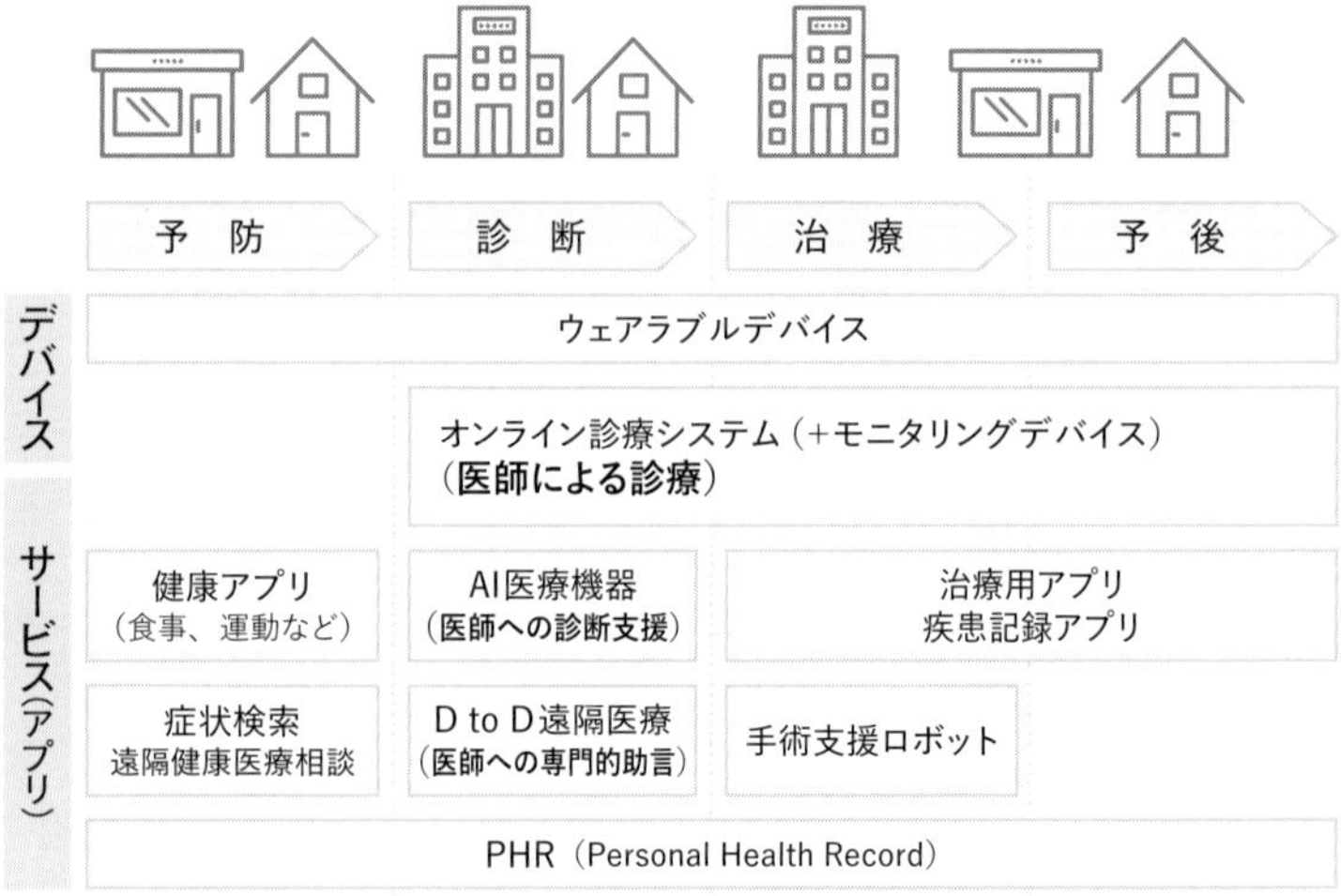

ウェアラブルデバイスです。ウェアラブルデバイスとは、腕や耳、衣服、首などに装着可能（wearable）なIoT機器のことです。代表的なものは腕時計型やリストバンド型で、体温や活動量、血圧、脈拍などの生体データを収集します。最近では、指輪型やイヤホン型、骨伝導デバイスなども登場しています。Appleによる Apple Watch を筆頭に、Garmin、Fitbit、HUAWEI、Xiaomi などのメーカーが様々な製品を発売しています。

●「Apple Watch 心電図アプリの医療機器承認」という一大ニュース

２０２０年９月４日、**Apple Watch**

の心電図アプリ（製品名：Appleの不規則な心拍の通知プログラム、Appleの心電図アプリケーション）が、プログラム医療機器として日本でも承認されました。不規則な心拍の通知プログラムは、Apple Watchがバックグラウンドで測定する心拍リズムから、心房細動の兆候がある不規則な心拍を検知し、ユーザーに通知する機能です。心電図アプリケーションは、Apple Watch本体右側面のデジタルクラウンにユーザーが30秒間指を当てるだけで、第Ⅰ誘導に類似した心電図情報を取得し、心房細動、洞調律、低心拍数、高心拍数、判定不能のいずれかに分類するというものです。

海外では、Apple Watch のSeries 4以降でＥＣＧ（心電図）アプリが搭載され、アメリカでは２０１８年から使用可能となっていました。しかし、日本では「心電図機能」や「脈の不整を通知する機能」は医療機器としての機能に該当するため、Apple Watch Series 4のハードウェア自体は海外と同じものが発売されてもＥＣＧアプリは提供されず、これらの機能は使用できませんでした。２０２０年5月にAppleが医療機器等外国製造業者認定を取得し、7月にはApple WatchのＥＣＧアプリに関連する医療機器の一般的名称（「家庭用心電計プログラム」および「家庭用心拍数モニタプログラム」）が新設されたことで、Appleが同アプリをプログラム医療機器として承認申請中であることが明らかになりました。そして前述の通り、9月4日にプログラム医療機器として承認されたのです。

ウェアラブルデバイスの強みは、生体の状態を常にモニタリングすることで、疾患の早期発見や予防管理に役立てられることです。Apple Watch のアプリによって心房細動などの不整脈を検知できるようになると、将来的な脳梗塞の予防につながると期待されます。

●Apple Watch 心電図アプリがなぜ画期的か

Apple Watch の心電図アプリの承認は、ウェアラブルデバイスの進化において画期的な出来事でした。その理由を、このアプリの3つの特徴から説明します。

第一の特徴は、このアプリが Apple Watch という非医療機器のデータを活用し、心房細動の検出や脳梗塞の予防につなげるプログラムとして、医療機器承認を取得したことです。

「プログラム医療機器（医療機器プログラム）」は、2014年11月の薬機法改正で新たに生まれたカテゴリーです。その該当性に関する通知では、プログラム医療機器の条件の一つとして、大まかには「医療機器のデータを加工して予防・診断・治療に活用するもの」という考え方が示されています。つまり、もともとは「医療機器のデータを活用するプログラムが医療機器」という考え方だったわけですが、Apple Watch の心電図アプリは「非医療機器のデータを活用するプログラム医療機器」という点が特徴的です。これを先行事例として今後、非医療機器であるヘルスケアデバイスのデータを用いて疾患の予防・診断・治療に活用するプログラムが増えていくことが期待されます。

第二の特徴は、一般的名称に「家庭用」というワードが入っていることです。これは前述の「非医療機器のデータを活用している」こととも関係があります。Apple Watch の心電図アプリの一般的名称である「家庭用心電計プログラム」「家庭用心拍数モニタプログラム」は、いずれもその定義の説明が「汎用機器から得られた情報を用いて」という文言から始まっています。この「家庭用」の医療機器は、医療機関外の日常で汎用機器（非医療機器）のデータを活用することで、生活者が「疾患などに気付くこと」を意図したものです。つまり、Apple Watch の心電図アプリは、医療機関内での診断に活用するものとしては想定されていないわけです。今後、このように「家庭用」のプログラム医療機器として、生活者が疾患に気付くことを目的とした製品が増えていくと考えています。

第三の特徴は、医療機器として認められているのは、あくまでもアプリのみであることです。Apple Watch は Apple の路面店や家電量販店で販売されています。医療機器として承認されたのは、市販されている Apple Watch の中に入っている、一つのアプリということです。言い換えれば「医療機器でないもの（Apple Watch）の中に、医療機器（心電図アプリ）がある」ということになります。

これは今後のプログラム医療機器のトレンドとなる可能性があり、例えば２０２０年8月に国内で初めて承認された治療用アプリ「CureApp SC ニコチン依存症治療アプリ及びCOチェッカー」（CureApp）は、スマホ（医療機器でないもの）の中のアプリとして、治療用アプリ（医療機器）があるという構造です。今後、スマートスピーカーのアプリとして診断支援用のアプリが使われたり、VRデバイスのアプリとして治療用アプリが使用されたりするようになると考えられます。なお、医療機器の販売には一定の規制がありますが、こうしたプログラム医療機器の場合、規制の対象となるのはあくまでもアプリのみです。そのアプリが作動するハードデバイスには制限がかからず、基本的にどこでも販売できるという点は、従来の医療機器とは大きく異なります。

Apple Watch の心電図アプリが医療機器として承認されたことは、「医療が日常に接点を持つ」という点で大きな一歩であると感じています。日常の中に医療が溶け込み、（必ずしも患者さんではなく）生活者に疾患を気付かせることで、医療機関での専門的な診断や治療につなげていく流れが一般的になっていくでしょう。

●ウェアラブルデバイスの多様化

Apple Watchはウェアラブルデバイスの代表例ですが、多くのユーザーにとっては、心電図を測定するためにApple Watchを腕に着けているわけではなく、様々な機能を持つ便利なスマートウオッチとして着用しているという意識でしょう。ウェアラブルデバイスの形態と機能の多様化が進むとともに、こうした機器が生活により溶け込んでいくことになるはずです。

ウェアラブルデバイスの形態は今後、単に「身に着けるもの」というだけではなく、「人間と融合するもの」が増えていくと考えています。例えば、糖尿病患者さんが使用する「FreeStyleリブレ」（アボットジャパン）は、採血なしに連続的に血糖を測定できるデバイスです。500円玉大の専用センサーに細い針がついており、この針を上腕部や腹部に刺す形でセンサーを装着すると、皮下間質液中のグルコース濃度を1分ごとに自動測定できます。そして、スマホ大の専用端末（リーダー）をセンサーに近づけることで、ディスプレーに表示されたグルコース値を確認できます。センサーは使い捨てで、14日間連続で使用できます。入浴時や睡眠時も外さず着けたままにできるのも特徴です。従来のように一日に何度も採血しなくても、食後の血糖値の変化などを連続的に把握できることが最大の利点です。

ウェアラブルデバイスの機能も多様化が進んでいます。ウェアラブルデバイスで生体データを測定し記録するだけでなく、異常があった際にアラートを出す機能は、今や一般的なものになりつつあります。また、ウェアラブルデバイスで測定できるデータの種類も、今後ますます増えていくでしょう。さらに、生体データの測定方法は低侵襲化・非侵襲化が進むはずです。毎回の採血が必要だった血糖値の測定に関しても、FreeStyleリブレの登場で連続的な測定が可能となり、さらに光を用いた非侵襲的に測定できるデバイスの開発も進んでいます。

形態と機能の多様化により、今後はさらに身体と融合したデバイスも登場するでしょう。センサーによってグルコース値を測定するFreeStyleリブレは、ウェアラブルデバイスの一種ともいえますが、センサーの針を皮下に直接刺しているという点で、スマートウオッチなどよりも身体と融合したデバイスと捉えられます。こうしたデバイスの進化においては、「身体拡張」の機能が鍵になるでしょう。これは文字通り「人間の身体能力や認知能力を拡張する」ことで、失われた機能を補完するものと、通常持っている機能をより高めるものとがあります。最も身近な例が眼鏡・コンタクトレンズです。近視の場合、屈折異常のために裸眼では遠くが見えづらくなりますが、眼鏡やコンタクトレンズで屈折異常を補完することで、近視ではない人と同じように世界を見ることができます。身体拡張の機能を持つコンタクトレンズを、さらに身体と融合した形態が眼内コンタクトレンズ（ＩＣＬ）です。このようなデバイスに、さらに生体データの測定や記録、モニタリングの機能が付加されれば、身体拡張を可能にするウェアラブルデバイスも実現するかもしれません（ここまで進歩すれば、もはや「ウェアラブル」とはいえなくなってしまうかもしれませんが）。

●ウェアラブルデバイスを活用した「セルフケア」

これまでの医療は、病気になった人が医療機関を受診して初めて提供されるものでした。現在、健康な人に対する予防に関しての情報発信や、健康診断などにおける疾患の早期発見、診断後の疾患管理やリハビリなど、医療提供の幅はますます広がっています。医療機関を訪れる必要のない在宅医療やオンライン診療も普及し始めています。これからの医療は日常生活との接点がさらに増え、第2章で述べたように医療の「多角化」が進みます。

この点で、これからは患者さん・生活者が自分の健康状態を意識する「**セルフケア**」が一般的になると考えています。従来は医師の示す治療方針に「お任せ」していたものが、患者さんや生活者が自分の健康に対して主体的に関わるようになるわけです。日常生活における個人の生体データの収集も医療の範疇に含まれるようになります。

患者さん・生活者自身が身に着けて常時データを測定できるウェアラブルデバイスは、セルフケアと親和性の高いツールです。心房細動が疑われる不整脈を検知するApple Watchの心電図アプリをはじめ、てんかん発作の予知や妊娠中の健康管理など、様々なセルフケアに活用できるウェアラブルデバイスの開発が進んでいます。これらはまさに、日常と医療との接点が増えた「多角化」の一例といえるでしょう。

●ウェアラブルデバイスの使用をいかに定着させるか

ウェアラブルデバイスによる日常的な生体データの収集、生体データの一時的な乱れの検出を行う上で、日によってデバイス装着の有無にムラがあると、期待した結果を得られない恐れがあります。ウェアラブルデバイスを活用した医療提供やセルフケアの普及に向けては、継続的にウェアラブルデバイスを使用するモチベーションをどのように保つかが課題となります。

その解決の鍵となるのが、金銭的なインセンティブやゲーミフィケーション（ゲーム的な要素を他分野に応用すること）です。例えば、住友生命の健康増進型保険「Vitality」では、ウェアラブルデバイスに記録された歩数や運動量など、健康増進への取り組みに応じて保険料が変動するという、金銭的なインセンティブを導入しています。スマホで記録された歩数に応じてポイントがたまり、商品などと交換できるアプリも複数登場しています。「自分がどれだけ歩いたか」が数字として可視化され、金銭や商品などの形で評価されるというところに、ゲーム的な要素が含まれています。医療の裾野を広げる上では、技術開発に加えて、生活者を積極的な健康増進に導くためのアイデアも求められています。

セルフケアへの活用が期待されるウェアラブルデバイスは、「予防医療機器」と考えることができます。日本でも予防医療に関するベンチャー企業が次々に立ち上げられており、市場自体は潜在的な可能性を秘めていると感じていますが、現時点ではまだまだ大規模な意識改革や行動変容につながるプロダクトは登場していない印象です。予防は「まだ困っていない人」を対象とした取り組みのため、医療者にも生活者にも製品の必要性を認識してもらうことが難しいのです。

予防医療機器としてのウェアラブルデバイスを普及させていくために、一つの糸口になると私が考えているポイントが「日常の中の無意識」です。例えば、普段から腕時計を着けない人も多い中で、全員にリストバンド型のデバイスを勧めるのは現実的ではありません。例えば朝、歯を磨いているときに、鏡を見る顔の表情や歯ブラシを握る手元からバイタルデータを自動で記録するなど、日常的な行動を変えずに「意識することなく」測定できるデバイスであれば、「まだ困っていない人」にも導入してもらえる可能性を秘めていると考えています。

ＰＨＲ（Personal Health Record）

●ＰＨＲ導入で期待されるメリット

「ＰＨＲ（Personal Health Record）」には様々な説明がなされますが、例えば政府が２０１９年に示した「成長戦略フォローアップ（令和元年6月21日）」では、「個人の健康状態や服薬履歴などを本人や家族が把握、日常生活改善や健康増進につなげるための仕組み」と定義しています。よりかみ砕いた表現にすると、「病院や薬局などバラバラになっている医療情報を、患者（家族）自らが管理し、医療データの利活用を進めていく取り組み」といえるでしょう。

PHRに含まれる健康医療情報の種類としては、医療機関での診療や検査、処方のデータのほか、健康診断の結果、ウェアラブルデバイスで得られた歩数や脈拍などの生体データ、運動の記録、さらには食事を撮影した写真データなども該当します。

なお、PHRと似たような概念として「EHR（Electronic Health Record）」があります。個人のあらゆる診療情報を生涯にわたって電子媒体に記録し、その情報を各医療機関の間で共有・活用する仕組みのことで、「電子健康記録」とも訳されます。PHRとの違いは、患者さん自身がスマホなどの端末を用いて情報を確認できるかどうかという点です。

PHRの利活用により、患者本人にも国全体にとっても、様々なメリットが得られることが期待されます。まず、医療機関側の目線では、患者さんの健康医療情報を一覧化して把握できることで、より適切な診断に活用できるでしょう。また、その患者さんが普段から通っていない医療機関を受診した場合に、同じ検査が重複して行われる可能性が減ることで、医療費の削減につながると考えられます。さらに、災害時などにも個人のスマホなどで医療情報にアクセスできることで、緊急時でも医療の質を確保しやすくなるはずです。

患者さん側から見ると、主体的に健康医療情報にアクセスできるようになることで、自身の健康状態に意識が向きやすくなると考えられます。医師との「情報の非対称性」が軽減され、多くの情報に基づいて治療や健康増進に関する自己決定を行うことができるのです。一覧化された健康医療情報は、日常的な健康医療相談やセカンドオピニオンにも活用できます。

◉汎用ＰＨＲの普及が始まる

これだけメリットがあるのにもかかわらず、幅広い領域の互換性の高いデータを連携する**汎用ＰＨＲ**の導入はなかなか進みませんでした。一定の普及に成功したのは、エムティーアイの「ルナルナ」をはじめとする、疾患や症状に特化した非汎用ＰＨＲでした。その後同社は、女性向けの特化型オンライン診療や健康相談、ルナルナと連携した産婦人科向け電子カルテ、母子手帳アプリなど、ＰＨＲを基軸としたサービスを展開しています。

２０２１年10月の**オンライン資格確認**の運用開始を契機に、これからはいよいよ汎用ＰＨＲの本格的な普及が始まると考えています。オンライン資格確認は、医療機関でマイナンバーカードのＩＣチップなどを読み取ることで、オンラインで資格情報（加入している医療保険、自己負担限度額など）を確認できる仕組みのことです。つまり、カードリーダーを導入した医療機関では、健康保険証を提示する代わりに、マイナンバーカードをカードリーダーで読み取らせることで、保険診療を受けられるようになるのです。

従来、医療情報自体のデジタル化は進んでいても、患者さんへの医療情報提供はアナログな形でなされる状態が続いていました。検査データを印刷して渡す、画像データをCD－Rに記録して手渡すといった方法です。オンライン資格確認の導入により、マイナンバー（カード）で本人確認と医療保険などの資格情報の確認が可能になることで、マイナンバーの個人専用ポータルサイト「マイナポータル」から自分自身の医療情報を閲覧できるようになります。具体的には、まず2021年10月から、40～74歳の人が毎年受けている特定健診の結果や、保険医療機関・保険薬局で処方された薬剤の情報が、マイナポータルで閲覧できるようになりました。さらに、手術、移植、透析治療を受けた医療機関名の情報や、電子処方箋の情報など、閲覧可能な情報が広がっていきます。

マイナポータルで閲覧可能なデータは、API連携（ウェブサービスなどの連携によりデータをやり取りする仕組みのこと）によって民間のPHRサービスからも確認できるようになります。これにより、マイナポータルをわざわざ開かなくても、普段から使っているPHRアプリなどから、医療情報を閲覧することができるようになります。

では、PHRサービスを提供する事業者は、どのように収益を上げているのでしょうか。実は、PHRはそのサービス自体をマネタイズする（PHRサービスを月額定額で提供して収益を上げるなど）のではなく、その周辺にマネタイズポイントがあります。例えば、ＰＨＲサービスのデータを医師が診察時に閲覧しやすくするシステムや、患者さんのＰＨＲのデータに基づいて適切な医療のアプローチを示すシステムのほか、事業者が医療機関と連携して患者さんの治療脱落を減らす取り組みなども考えられます。ＰＨＲアプリの使用によるポイント提供や広告収入なども収益化が見込めます。さらに今後は、ＰＨＲサービスを提供するベンチャーの大手企業によるＭ＆Ａがトレンドになる可能性があります。実際、大手製薬企業のエーザイは２０２２年4月、ＰＨＲサービスを手掛ける Arteryex の株式を取得し、子会社化しました。

●「ＰＨＲ＋セルフケア」の可能性

日本でマイナポータルを用いた医療情報閲覧の仕組みが整備されつつあるのは前述の通りですが、台湾ではこうした取り組みが先行して進められています。政府で健康保険を所管する部署が管理しているＥＥＣ（EHR Exchange Center）を通じて、全医療機関で患者データが共有されており、患者さんはスマホアプリ上で、自身の医療情報（入院や外来での記録、歯科記録、検査記録、処方薬の使用記録など）を無料で閲覧できます。

アメリカではOchsner Healthという企業が、患者の状態把握と治療計画策定のためのサービス（Ochsner Digital Medicine）の提供を開始しています。これは、Apple WatchなどのＩｏＴデバイスで計測した血圧や心拍数、体重などのデータが、リアルタイムで電子健康記録システムに送信され、医療ケアチームがそのデータをモニタリングすることで、必要に応じて服薬やライフスタイルの変更を指示するサービスです。高血圧患者を対象とした臨床研究では、90日後に血圧目標値を達成した患者が、サービス非利用者では31％だったのに対して、サービス利用者では71％に上ったと報告されています（Am J Med. 2017:130:14-20.）。

今後、患者さんがＰＨＲを活用して自身の医療データを一覧的に閲覧するのが一般的になると、患者さんは自身の健康状態を踏まえて、自分で受けたいと思う医療・ヘルスケアサービスを選択するようになるはずです。つまり、デジタルヘルスの普及によって、患者さんは自分の健康状態に対してより「主体的」になると予想され、患者さんと医療・ヘルスケアとの関わり方が大きく変わっていく可能性があるのです。

患者さんの「主体的」な健康意識の高まりにより、病気になってから対応するのではなく、日ごろから健康状態を維持したり、身体に何か異常が起きていないかをチェックしたりすること、すなわち病気の「予防」がより一般的に行われるようになるでしょう。個人の意識だけでなく、医療・ヘルスケア業界全体でも予防への注目度が高まると考えられます。また、個人が自身の生体データを収集して解析するのが一般的になることで、ウェアラブルデバイスの機能や携帯はさらに多様化し、使用される機会も増えていくと予想されます。

こうした背景から、今後はＰＨＲを活用した「セルフケア」のサービスが次々と登場すると考えています。セルフケアには、疾患のアラートや遠隔健康医療相談、オンライン診療・オンライン受診勧奨、疾患モニタリングなどが含まれます。こうしたサービスとＯＴＣ医薬品（いわゆる市販薬）活用との組み合わせにより、健康サポートの手法は多様化するでしょう。例えば、遠隔健康医療相談に「健康サポート」をセットにしたサービスを提供する企業があります。ＬＩＮＥチャット上での自動問診や薬剤師による健康相談を行い、その後、患者の状態に応じた医薬品や健康食品のオンライン販売につなげています。

中国では、叮当快薬という企業が「ＯＴＣ医薬品の宅配＋アプリによる薬剤師との服薬指導」（Dingdang Medicine Express）のサービスを提供しています。24時間対応で、注文後28分以内にＯＴＣ医薬品を自宅配送するとしています。かぜ薬や小児用の薬など幅広いラインアップの薬に対応しており、主に都市部の軽症患者を対象にサービスが展開されているようです。日本でも、バイク便で医薬品を当日配送するサービスが複数登場しているほか、ドローンでの医薬品配送を見据えた実証実験も行われています。

さらに「ＰＨＲ＋セルフケア」のサービスは、政府が Society 5.0 の一環として進めている「スマートシティ」の構想とも相性が良いと考えられます。この政策は、ＩＣＴなど先端的なテクノロジーを活用してリアルタイムに多様なデータを収集・共有・分析し、このデータを活用したサービスを提供することで、生活の課題の解消と質の向上を図ることを目的としています。市民がウェアラブルデバイスなどを用いて生体データを記録・収集しながら、ＰＨＲを活用して「主体的」に自身の健康状態を把握し、セルフケアを実践するという流れは、スマートシティの医療・健康面を担う重要な要素になるでしょう。

オンライン診療

●オンライン診療とは

前書『医療4.0』を刊行したのは２０１８年のことでした。それから4年間で、「医療×デジタルテクノロジー」の領域で最も大きな変化があったと感じるトピックが、**遠隔医療・オ**

ンライン診療です。2018年以前の進捗から考えて、当時は4年間でこれほど日本の医療のオンライン化が進むとはとても想像できませんでした。オンライン化が一気に進んだのは第2章で触れた通り、何よりも新型コロナウイルスのパンデミックが理由です。

そもそも「オンライン診療」とは何を指すのでしょうか。厚生労働省による「オンライン診療の適切な実施に関する指針」（2018年3月作成、2022年1月一部改訂）では、「遠隔医療のうち、医師・患者間において、情報通信機器を通して、患者の診察及び診断を行い診断結果の伝達や処方等の診療行為を、リアルタイムにより行う行為」と定義しています。もう少し簡単に言えば、「患者が医療機関に行くことなく、スマホやパソコンなどを使用して、テレビ電話などでリアルタイムに診察や薬の処方を受けられる仕組み」のことです。

オンライン診療は文字通り「診療」で、医療機関の医師が行う医療行為（医行為）です（**図19**）。医療行為の中でも診断や治療を行えるのは、医師や歯科医師に限られます。オンライン診療は対面診療と同様、保険診療と自由診療とに分けられ、保険診療であれば患者さんの自己負担は1〜3割です。オンライン診療は医師・歯科医師によってしか実施できないため、その実施主体は医療機関であり、企業はオンライン診療のプラットフォームを提供します。

一方、医療行為を伴わずに心身の状態に関する相談や医学的な情報の提供、一般的な受診

図19　オンライン診療・遠隔健康医療相談

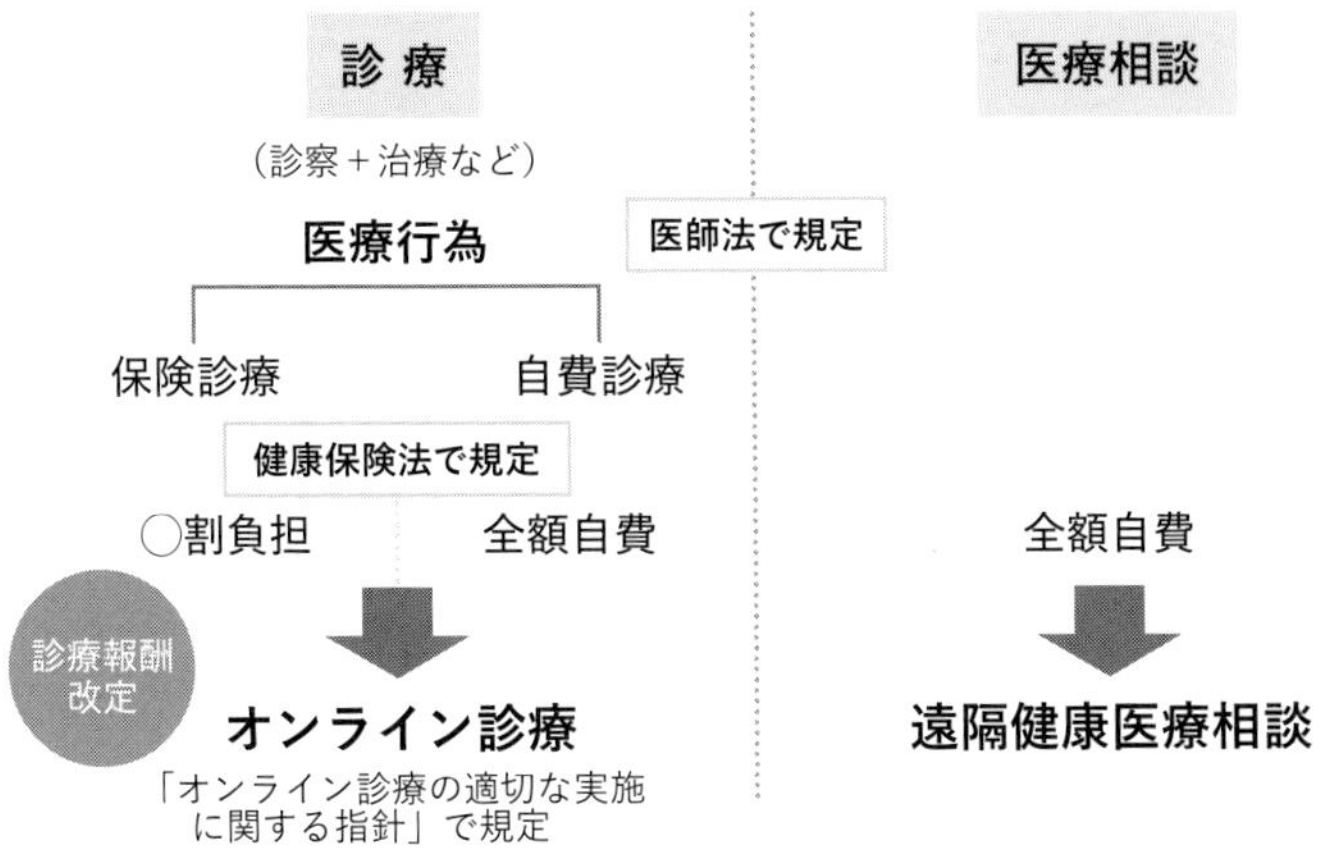

表1　オンライン診療と遠隔健康医療相談の特徴

（厚生労働省「オンライン診療の適切な実施に関する指針」を基に作成）

名称	オンライン診療（D to P）	オンライン受診勧奨	遠隔健康医療相談
医療行為か非医療行為か	通信機器を活用した**診療**（**医療行為**）		**医療相談**（**非医療行為**）
内容	疾患の診療 薬の処方 など	受診する方がよいかどうかの判断 OTC 薬の提示 など	
対応	患者**個人の状態**に応じた対応		**マニュアル**対応
実施主体	**医療機関**（医療機関内で実施）		**企業**（医療機関外でも実施可）
企業が提供するサービス	プラットフォーム		サービス自体

勧奨を行うことは「医療相談」や「健康相談」と呼ばれ、情報通信機器を活用してその相談を行うのが「**遠隔健康医療相談**」です。この相談のやり取りは、オンライン診療とは異なり、リアルタイムである必要はありません。費用は全額自己負担となります。

遠隔健康医療相談の場合、相談自体は資格を問わず答えることができ、医師や歯科医師が答える相談、医師や歯科医師以外の医療者が答える相談、一般人が答える相談に分けられます。医療機関外でのサービス提供が可能であり、企業が主体となって医療者を雇用し、ビデオ通話やチャットでの医療相談に答えるサービスが既に複数登場しています。一般人が答える相談としては、「がん経験者ががん患者さんの相談に乗る」といった例が挙げられます。医師・歯科医師は、この相談の枠組みで「診断」をしないこと、患者さんに「診断」だと認識させせないことに注意が必要です。特定の病気であると確定的に「診断」したわけではないことを強調し、患者さんにしっかり認識してもらうのが大切です。

オンライン診療と遠隔健康医療相談の中間的な位置付けにあるのが、「**オンライン受診勧奨**」です（**表1**）。これは、医師が情報通信機器を通して患者さんの診察を行い、医療機関への受診勧奨をリアルタイムで行う行為です。患者さんの心身状態に応じて、必要最低限の医学的判断を伴うことができます。具体的な疾患名を挙げて、医学的な判断に基づく治療方針を伝えたり、一般用医薬品の具体的な使用法を指示することはオンライン診療に分類されるため、オンライン受診勧奨の枠組みでは実施できません。

なお、「オンライン診療の適切な実施に関する指針」が2022年1月に改訂された際、原則として初診からのオンライン診療を実施できるのは、日ごろから対面診療を重ねているなど、患者さんと直接的な関係が既に存在する医師（指針内ではこれを「かかりつけの医師」と呼んでいます）としています。「かかりつけの医師」以外の医師が初診からのオンライン診療を行う前には、オンライン受診勧奨の一種である「**診療前相談**」を行うことを必須としています。診療前相談とは、医師・患者間で映像を用いたリアルタイムのやりとりを行い、医師が患者さんの症状および医学的情報を確認する行為のことです。適切な情報が把握でき、医師と患者さんの双方がオンラインでの診療が可能であると判断し、相互に合意した場合にオンライン診療の実施を可能としています。

●オンライン診療はどのように行われているか

それでは、実際にオンライン診療はどのような流れで行われているのでしょうか。一般的

図20　オンライン診療の申込から診療までの流れ
（出典：厚生労働省 第18回オンライン診療の適切な実施に関する指針の見直しに関する検討会［2021年11月10日］資料）

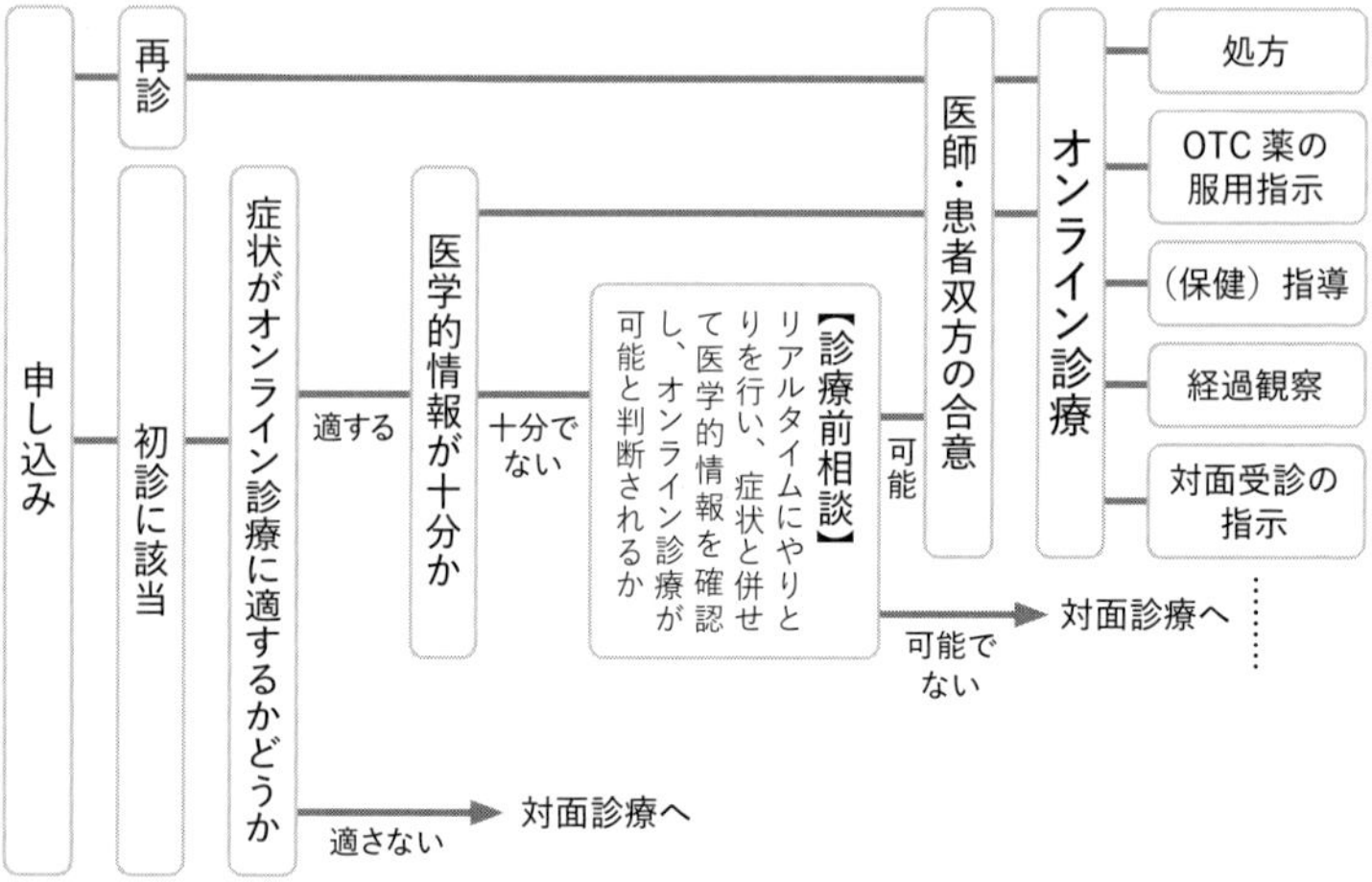

な手順を、受診する患者さんの目線で見ていきましょう（**図20**）。患者さんがオンライン診療を受けたいと思ったら、かかりつけ医がいればその医療機関でオンライン診療を行っているか確認するか、オンライン診療を行っている医療機関をネットなどで探して連絡します。ただ実のところ、２０２２年の時点でもまだ大多数の医療機関ではオンライン診療を受けることができないのが実情です。新型コロナウイルス感染拡大時のオンライン診療の規制緩和（時限措置）の間も、オンライン診療を実施できるとして登録した医療機関は、全体の15％程度にとどまっ

ていました。

オンライン診療を提供する医療機関と連絡が取れたら予約に進みます。再診の場合は予約日時に医療機関から連絡があり、テレビ電話を通して診察を受けることになりますが、初診の場合は必ずしもオンライン診療が実施できるとは限りません。前述のように、「かかりつけの医師」以外による初診からのオンライン診療を行う場合には、患者さんの症状がオンライン診療での診察に適しているか、医学的情報が十分かという事前の判断、そしてこれらの判断をテレビ電話などリアルタイムでのやり取りを通して行う「診療前相談」のプロセスが必要です。その上で、医師と患者さんの双方の合意があってから、正式にオンライン診療が開始されます。症状や医学的情報の観点で、オンライン診療には適さないと医師が判断した場合や、双方の合意が得られなかった場合には、対面診療への切り替えといった対応がとられます。

オンライン診療では問診、および通信環境に影響される視診によって診察を行います。医師が患者さんに直接触れて身体所見を調べることはできず、匂いなども分かりません。画面越しで対面診療のように十分な情報が得られない場合があることを、医師と患者さんの双方が理解しておく必要があります。従来は、オンライン診療が開始してから症状次第で診察ができないと判断され、改めて医療機関での対面診療が必要になる場合もありましたが、２０２２年1月の指針の改訂で診療前相談の必要性が示されたことで、こうしたケースは減少すると考えられます。

オンライン診療の終了後、患者さんは対面診療の場合と同様に医療費を支払います。自由診療であれば全額自費、保険診療の場合は1～3割の自己負担となることも同じです。支払い方法は医療機関にもよりますが、銀行振込やクレジットカード決済が多く利用されています。医師が薬を処方した場合は薬局に処方箋が送信され、患者さんは薬剤師によるオンライン服薬指導を受けます。その後、処方薬が自宅に送られてきます。薬局を介さず、医療機関から直接、患者さんの家に薬を送付するケースもあります。

このように、患者さんの視点では、スマホ一つあれば予約から診察、決済、薬の入手まで全て完結できる点は、オンライン診療の大きなメリットといえるでしょう。

●オンライン診療のマネタイズ

日本では企業が医療行為を提供できないため、オンライン診療に参画している企業は、正確には「医療機関が提供するオンライン診療を行いやすくするツール（プラットフォーム）

を提供している」ことになります。このため、海外のオンライン診療関連企業（企業として「診療」を提供している）と比べて、収益的な規模が小さい傾向があります。

医療機関はオンライン診療を行う際、診療報酬に加えて、オンライン診療の予約に伴う選定療養費として、システム利用料を患者さんから受け取ることが可能です。これを踏まえて、オンライン診療事業のマネタイズには大きく3つのパターンがあります。①医療機関からシステム利用料として固定額を受け取る、②オンライン診療に伴う費用と連動する手数料として、その数％程度を受け取る、③医療機関にはシステムを無料で導入し、それを利用する患者さんから1回当たりの手数料として数百円程度を受け取る——という3つの方法です。

2022年時点で、20以上の企業がオンライン診療システムを提供しています。提供しているシステムは主に、オンライン診療の予約の受付、テレビ電話、オンライン診療の費用のオンライン請求、薬の送付の準備——の4つの要素を内包するものが多い印象です。

●オンライン診療の目的 ～第4の診療形態～

オンライン診療の目的とは何でしょうか。「オンライン診療の適切な実施に関する指針」では、①患者の日常生活の情報も得ることにより、医療の質のさらなる向上に結び付けてい

図21　オンライン診療制度の変遷

2015年8月 事務連絡

2018年 3月 オンライン診療の適切な実施に関する指針 4月 診療報酬改定

2020年4月10日 事務連絡

2022年 1月 指針改訂 4月 診療報酬改定

名称	遠隔診療	オンライン診療		
手段	テレビ電話診療	テレビ電話診療	テレビ電話診療 電話診療	テレビ電話診療
初診			電話等を用いた初診料 疾患は問わない	初診料（情報通信機器を用いた場合） 疾患は問わない
再診	電話等再診料 疾患は問わない	オンライン診療料 疾患制限あり	オンライン診療料 疾患制限あり 電話等再診料 疾患は問わない	再診料（情報通信機器を用いた場合） 疾患は問わない

く、②医療を必要とする患者に対して、医療に対するアクセシビリティ（アクセスの容易性）を確保し、より良い医療を得られる機会を増やす、③患者が治療に能動的に参画することにより、治療の効果を最大化する――という3点を挙げています。

よくオンライン診療は「対面での診療がオンラインに置き換わったもの」と見なされがちですが、これら3つの目的を考えれば、単なる対面診療の代替ではないことは明らかです。医療機関で行う対面診療において、患者さんの日常生活の情報を得るのはなかなか難しいものです。また、医療機関を受診すること自体の負担を考慮すれば、オンラインで診療できれば距離的なハードルを解消でき、治療への積極的な参画にもつながることが期待できます。

こうした目的を踏まえれば、オンライン診療は既存の外来診療、入院診療、在宅診療とは目的も性質も別の、「**第4の診療形態**」と捉えるのが実態に即していると考えられます。当然オンライン診療には、対面診療と比べてメリットもデメリットもあります。オンライン診療と対面診療を医療の質の点だけで比較して、例えば身体的な情報を得にくいことなどから「オンライン診療は質が低いので活用しない」と考えるのは早計でしょう。全てを対面診療にする、あるいは全てをオンライン診療にするという二者択一の考えではなく、それらを適切に使い分ける「ハイブリッド診療」が、相補的に診療を充実させることにつながると考えています。患者さんへの医療提供の一つの手段として、オンライン診療という手札を持っておくことで、患者さんに提供できる医療の幅が広がるのです。

◉オンライン診療の変遷

２０２２年は、オンライン診療の普及拡大に向けた節目となる年だと私は捉えています。現在に至るまでの経緯を振り返ってみましょう（**図21**）。オンライン診療の変遷は大きく3つの段階に分けられます。①オンライン診療（遠隔診療）の創成期、②オンライン診療ブームの一時終焉、そして③新型コロナウイルスによる特例措置とオンライン診療の拡大――です。

（1）オンライン診療（遠隔診療）の創成期

１９９７年以前は、直接の対面なしに診察を行うオンライン診療（当時は「遠隔診療」と呼ばれていました）は、医師法違反なのではないかという疑義が持たれていましたが、１９９７年に「オンラインで診察を行っても直ちに医師法違反にならない」という趣旨の解釈が、当時の厚生省健康政策局から示されました（平成9年12月24日付健政発第１０７５号厚生省健康政策局長通知）。ただし、当時はオンライン診療が可能な対象患者が、在宅糖尿病患者など9種類に制限されていました。

現在のオンライン診療の流れにつながる重要な出来事としては、２０１５年8月、厚生労働省からの事務連絡（平成27年8月10日付厚生労働省医政局長事務連絡）によってオンライン診療が解禁（正確には、遠隔診療の取り扱いの「明確化」）され、前述の9種類に限らず、疾患の制限なくオンライン診療を行うことが可能になりました。オンライン診療の普及がこれから進んでいくことを予感させるもので、多くの企業、特にベンチャー企業がオンライン診療システムの領域に参入しました。

(2) オンライン診療ブームの一時終焉

２０１５年8月に解禁されたオンライン診療は、「電話等再診料」という診療報酬項目で算定されていたため疾患の制限がなく、様々な疾患に対してオンライン診療が行われ始めていました。私が専門とする眼科でも同様でした。ただ、これは文字通り「電話などによる再診」のため、もともとは患者さんの要望に応じて電話で再診を行う場合の保険点数であり、オンライン診療に特化した診療報酬項目ではありませんでした。

２０１８年3月、厚生労働省が「オンライン診療の適切な実施に関する指針」を示し、オンライン診療に関係する保険診療と自由診療のルールが定められました。さらに、２０１８年度診療報酬改定において「オンライン診療料」が新設されました。代わりに、オンライン診療で慢性疾患などの定期的な医学管理を行う場合には、電話等再診料は算定できなくなりました。オンライン診療料は、初めてオンライン診療に特化した診療報酬項目が新設されたことで注目されましたが、一定の条件を満たす慢性疾患に対してしか算定できず、結果的に生活習慣病や難病などを除く多くの疾患、例えば眼科、耳鼻科、皮膚科、精神科などの疾患では、新規に保険診療としてオンライン診療を実施できなくなってしまいました。

こうした算定要件は、２０２０年度診療報酬改定において一部が緩和されましたが、依然として多くの疾患では保険診療としてオンライン診療を行えない状況でした。また、オンライン診療の開始前に対面診療を必須としている点、３カ月に1回は対面診療を行う必要がある点などが現場としては使いにくく、オンライン診療の実態に合わない状況が続いていました。

（3）新型コロナウイルスによる特例措置とオンライン診療の拡大

２０２０年度診療報酬改定ではほとんど動きがなかったオンライン診療制度は、そのわずか後に状況が一変することになりました。同時期に始まった、新型コロナウイルスのパンデミックの影響です。感染拡大対策としてオンライン診療を活用するために、２０２０年4月

10日、つまり4月1日の診療報酬改定からわずか9日後に、時限措置としてオンライン診療の規制緩和がなされたのです。時限措置では、2018年以前に使用されていた「電話等再診料」を、疾患の制限なく再診でのオンライン診療をした場合の診療報酬として算定できるようになりました。また、新たにオンライン診療での初診料として、「電話等を用いた初診料」の算定が可能になりました。これにより、コロナ禍においては、初診でも再診でも、原則として疾患の制限なく、保険診療としてオンライン診療を行えるようになりました。

こうした流れの中、初診からのオンライン診療の恒久化に向けた検討が進められ、2022年にはこれからの外来診療のスタイルを大きく変え得るであろう、オンライン診療制度における2つの大きな変化がありました。「オンライン診療の適切な実施に関する指針」の改訂と、2022年度診療報酬改定です。

まず、オンライン診療を保険診療・自由診療のどちらで実施する場合にも従うべきルールである「オンライン診療の適切な実施に関する指針」について、2022年1月28日に指針改訂の厚生労働省医政局長通知（令和4年1月28日付医政発0128第2号）が発出され、指針改定に伴う「「オンライン診療の適切な実施に関する指針」に関するQ&A」の改訂について事務連絡（令和4年1月28日付医政医発0128第4号）が出されました。この指針・

Q＆Aの改訂において特徴的だったのは、「オンライン診療のみで必要な情報が得られ、結果として、対面診療を行うことなく治療が完結することはあり得ます」として、オンライン診療のみでの治療完結があり得ることを明示した点です。また、オンライン診療で得られる情報のみで十分な治療ができるかどうかについては、「同じ疾患名でも個々の患者の状態は様々であることから、疾患名だけで判断することは困難です」と、個別の判断に委ねています。結果的に、オンライン診療における明確な疾患の制限は取り払われたと捉えています。

実際、時限措置における初診からのオンライン診療の導入後、上気道炎、発熱、アレルギー性鼻炎、気管支炎などを筆頭に、様々な疾患のオンライン診療が実施されたことが報告されています。慢性疾患よりも、いわゆる感冒症状を含む上気道症状の診療が多く行われていた点が印象的です。もちろん指針では、オンライン診療は対面診療と適切に組み合わせて行うことを前提としていますが、オンライン診療のみでの治療完結が可能であることが示されたのは、「オンラインファースト時代の医療」に向けて大きな進展だと考えています。

またQ＆Aでは、同一患者の同一疾患について、対面診療を行っている医療機関があれば、その他の医療機関が当該患者に対してオンライン診療のみを行うことが認められるかという質問に対しては、「当該患者の当該疾患に対して、対面診療を実施する医療機関とオンライン診療を実施する医療機関が分かれることも考えられます」と回答しています。ある患者さんの一つの疾患に対して、医療機関Aが対面診療を行い、別の医療期間Bがオンライン診療のみを行うという形態のハイブリッド診療を可能とする方針で、オンライン診療の活用の幅が大きく広がっている印象を持っています。

続いて2022年度診療報酬改定では、オンライン診療料の廃止という大きな変化がありました。2018年度診療報酬改定において鳴り物入りで新設されたオンライン診療料は、算定条件が厳しく使い勝手が悪かったことは前述の通りです。今回の診療報酬改定では、オンライン診療料が廃止され、「初診料（情報通信機器を用いた場合）」（251点）および「再診料（情報通信機器を用いた場合）」（73点）が新設されました。「オンライン診療の適切な実施に関する指針」に沿った診療を行う体制を有する保険医療機関であれば、基本的に疾患などの制限なく算定が可能です。点数も増点され、オンライン診療での初診料は対面診療の点数の約74％から約87％に引き上げられました。また、オンライン診療での再診料は対面診療の場合と同じ点数となり、オンライン診療で算定可能な医学管理料の種類も大幅に増えました。オンライン診療導入の最大の障壁であった診療報酬の低さが、ほぼ解消されたといえるでしょう。

「オンライン診療の適切な実施に関する指針」の改訂と２０２２年度診療報酬改定において、オンライン診療制度を大きく前進させる変化があった２０２２年は、日本におけるオンライン診療の普及が加速する重要な転換点になると考えています。

●オンライン診療のさらなる広がり

現状のオンライン診療は、あくまでも患者さんが病気になったとき、医療機関に通院する代わりにテレビ電話で診察を受けるという、「単なるテレビ電話診療」というのが実情です。今後、検査キットや家庭用ＩｏＴデバイスのデータを利用し、複合的な情報を活用したオンライン診療が行われるようになったり、オンライン診療が狭義の「診療」の前後にも活用されたりする未来が考えられます。

（1）複合的な情報を活用したオンライン診療

オンライン診療は現在、テレビ電話のみで患者さんの情報を得て診療を行っており、対面診療と比べれば得られる情報が乏しいと言わざるを得ません。これを補うものとして期待されているのが検査キットです。自宅で患者さん自身が指先からの採血や尿の採取を行い、その検体を送付することで、医療機関に出向くことなく検査結果を得られるサービスが既に多数提供されています。オンライン診療と検査キットによる検査を組み合わせることで、オンライン診療だけでは得られない検査データを診察に活用でき、オンライン診療の質の向上につながると期待されます。

既に家庭にも普及している医療機器としては、医療機関から患者さんに貸し出される機器を除くと、体温計、血圧計、体重計などがあります。現在もオンライン診療の際には、体温計や血圧計などで測定したデータを参考にしながら診察が行われるケースがありますが、これからは通信機能を持つＩｏＴ医療機器や、ウェアラブルデバイスもオンライン診療に活用されるようになるでしょう。また、オンライン聴診器を使用することで、現状の問診と視診に加えて、オンラインでの聴診も可能になります。ただ、もちろん医療機関で行われる全ての検査を検査キットで代替できるわけではありません。例えば、ＭＲＩ（磁気共鳴画像診断）のように巨大で高額、専門的な機器を用いた検査を自宅で受けるのは不可能で、ＭＲＩ検査のためにはどうしても通院が必要になります。

オンライン診療でのデバイスの活用というトレンドは、オンラインでの検査や健康診断にも広がるでしょう。例えば、メロディ・インターナショナルが提供する遠隔妊婦健診では、「分娩監視装置・iCTG」という検査機器が活用されています。妊婦の腹部に手のひら大の胎児心拍計デバイスを固定すると、専用タブレットで胎児の心拍などを計測できます。そのデータを遠隔地の産婦人科医がオンラインで閲覧することで、自宅にいる妊婦・胎児の状態を把握でき、何らかの異常時には速やかに対応できます。

（2）診療前後でのオンライン診療の活用

オンライン診療は、単に診察室内でのやり取りがオンライン化されただけのものではなく、患者さんが移動することなく医師とつながることができるのが重要なポイントです。現状のオンライン診療は、診断や治療の場面で用いられるのが大半ですが、今後はオンライン診療の領域が拡大し、診察の前後の場面での活用が進むと考えています。具体的には、診療後のオンラインでの疾患管理として、生活習慣病など慢性疾患の管理やリハビリでの活用、診断前の場面では、医療への接点としてのオンラインでの医療提供が広がりを見せると予想しています。

患者さんは従来、基本的には医療機関に通院しないと「医療と接する」機会がありませんでした。一方の医師も、患者さんを医療機関内で診察することはできても、次の受診時まで患者さんがどのように過ごしているかまで確認することはほとんどできません。診察後に患者さんの自宅に「調子はどうですか？」と電話する程度でしょう。

今後は、診療後の家庭での疾患管理の場面において、オンライン診療の活用が広がっていくと考えています。病気は診察室内で治るものではなく、家庭や日常での継続的な治療があって治るものです。毎食後に薬を飲んだり、適切な運動やリハビリを行うなどの行動を日々続けることで、病気が快方に向かうわけです。しかし、病院に行ったときは頑張ろうと思っても、普段家にいると薬を飲み忘れたり、運動しようと思ってもなかなか実行に移せなかったり、続かなかったりするものです。そうした日常の中の治療をサポートするのが、オンラインでの疾患管理です。具体例として、治療用アプリを家庭で活用することによる疾患管理や、オンラインでのリハビリなどが挙げられます。なお、オンラインでの疾患管理は疾患の改善を目的としているため、その際に活用する機器は、アプリのようなソフトウェアであっても医療機器に該当します。

家庭内で医療機器を活用したオンラインでの疾患管理の例として、オムロン子会社のオムロンヘルスケアがアメリカで提供している「VitalSight」というサービスがあります。ニューヨークのマウントサイナイ病院と連携して提供しているサービスで、まず高血圧と診断された患者さんの自宅に、オムロンの血圧計や通信機器の入った専用キットが送られます。患者さんが日々決められたタイミングで血圧を測定すると、血圧データが病院の電子カルテに自動で送信され、そのデータに異常が認められた場合は医師にアラートとして知らされます。医師はこうした自宅でのデータを医療機関内で参照しながら、治療方針を検討します。

オンラインでのリハビリも、今後の活用が進むと考えています。デジタルテクノロジーの進歩に伴い、リハビリの動きや効果がエビデンスとともに定量化できるようになっているためです。身体の動きが定量化されると、適切な運動が行われているかどうかなどを対面で確認する必要がなくなるため、オンラインでも効果的なリハビリが実施できることが期待できます。また、家庭での適切なリハビリの方法やエビデンスを提示し、リハビリの質の向上につなげるサービスも併せて広がると考えています。さらに、オンラインでの在宅疾患管理が普及することで、心疾患治療後の心臓リハビリなどでは、早期に退院して在宅でのオンライン疾患管理に切り替えるケースも増えるでしょう。長期にわたって入院しなくても、自宅で疾患管理を行えるようになることは、入院期間の短縮によって医療費削減に寄与することが期待されます。

さらに、オンラインでの医療提供が一般的になれば、患者さんは時間や場所の制約なく、医療との接点を持てるようになります。遠隔健康医療相談については既に、患者さんが世界中のどこにいても、初対面の医師に相談できます。今後は健康診断も、検査キットや医療機器の活用によりオンラインで実施できるようになるでしょう。その際、ウェアラブルデバイスで記録した日常のデータも併用できれば、より早期からの適切な対応が可能になるはずです。オンラインでの医療提供はいわば「医療への窓口」であり、医療との接点のスタートは必ずしも「対面」である必要はないのです。この流れを決定づけたのが、2022年4月から「初診からのオンライン診療」が保険診療で実施できるようになったことです。

◉「初診からのオンライン診療」がもたらす変化

新型コロナウイルス対応の時限措置が始まる以前、初診時、すなわち医療機関にその疾患で初めて受診するのは、医療機関での対面受診しか選択肢がありませんでした。また、オンライン診療の位置付けはあくまでも「対面診療の補助」でした。2022年4月にこの状況が大きく変わり、初診からのオンライン診療が保険診療として実施できるようになりました。これによって今後、患者さんの「医療のかかり方」の変化が起こると私は考えています。コロナ禍を経て、社会全体として「オンラインで済ませられることはオンラインで済ませる。

対面でなければならないときにはリアルで移動する」という、「オンラインファースト」の行動パターンの浸透が一気に進みました。これが医療の世界でも広がっていくと予想しているのです。

患者さんが自身の身体の状態に不安や心配を感じた際に、以前なら医療機関に赴いて医師に相談するという方法しかなかったのが、これからは最初にオンラインで相談するのが一般的になるでしょう。普段から通院しているかかりつけの医師がオンラインでの相談に対応していない場合は、別の医療機関の医師に対して「初診」という形でオンラインでの相談を受け、その医師が自分に合っていると感じれば、患者さんはそちらの医師の方に「かかりつけ」を変更すると思われます。これまで患者さんには、自分に合う医師を選ぶに当たって、実際に医療機関を受診するか、口コミで情報を調べるくらいしか方法がありませんでしたが、今後はオンラインでの相談を活用して自分に合う「かかりつけ医」を見つける場面が増えていくはずです。

実際に相談することで自分に合う専門家を探すことは、弁護士や税理士を選ぶ際には一般的に行われています。例えば、弁護士のポータルサイト「弁護士ドットコム」では、相談内容を掲示板に書き込むと、それに対して複数の弁護士が回答を書き込み、その内容を見て気に入った弁護士に依頼できます。実際の対応や考え方が分かった上で正式に相談を依頼できるということです。これが医師選びにおいても行われるようになるというのが私の考えです。

また、従来は「この医師の診察を受けたい」と思っても、医療機関までの距離が遠ければ通院が大きな負担となっていました。しかし、その医師（医療機関）がオンライン診療を行っていれば、気軽に受診しやすくなります。第2章で触れたように、このことは医療機関の開設時に立地が最重要視されてきた考え方にも影響すると考えられます。通常の診療はオンラインで受けるのが中心となり、本当に対面診療が必要なときには、少し遠くても希望する医師のいる医療機関まで足を延ばすか、もしくは対面診療だけは近所の医療機関で受けるといった行動パターンが増えるでしょう。患者さんの「医療のかかり方」がこれから大きく変化すると考えられるのです。

患者さんが医療機関を選ぶ理由として、立地という条件の重要度が下がっていくことで、医療機関・医師はますます「人」で選ばれるようになると考えられます。そもそも、医療は「医学知識×コミュニケーション」として、医師から患者さんに提供されていると私は考えています。どれだけ医学知識がある医師でも、それを患者さんに適切に伝えることができなければ、患者さんから評価されることはありません。患者さんからのある医師の評価と、医師から見たその医師の評価とが大きく異なる場合もあります。例えば医師から医師への評価では、「あの開業医は全然勉強していなくて医学知識が古いままなのに、患者さんへの話し方がうまいだけでクリニックが流行っている」という話をする場合もあるものですが、医療は医師・患者間の情報の非対称性が大きい領域なので、自分が受診している医師の医学知識が十分なのかどうか、患者さんにはなかなか分からない場合が多いのです。コミュニケーション力の方が誰にとっても判断しやすく、それで医師の「良しあし」が評価されるのは、構造上仕方がない部分があります。患者がオンラインでの相談を踏まえて医師を選ぶことが一般的になれば、ますますこの傾向は強まるのではないでしょうか。

●オンライン診療システムが「医療機関のCRM」になる

自分のお気に入りの医師が見つかったら、たとえ引っ越してもずっとその医師に診察してもらいたいと思うものですが、オンラインファーストの時代にはこれが可能になります。これまで以上に、一度決めた「かかりつけ医」の変更は行われにくくなるのではないでしょうか。企業の顧問弁護士や顧問税理士が長年変わらないように、患者さんにとってのかかりつけ医もまた、かなり長期にわたって関わり続ける存在になると考えられるのです。そしてこのことは、医療機関と患者さんとの関係性の変化にもつながります。

従来、患者さんの病気が治り、医療機関への通院が終われば、医療機関と患者さんとの関係は一旦リセットされていました。また何か不調があって医療機関を受診しようとする際に、例えば家の近所に新しい診療所が開業していたら、その診療所に移ることがあるでしょう。以前受診していた医療機関に満足していたらあえて変えないかもしれませんが、人気の医療機関であるほど患者さんが多く、待ち時間も長い傾向があります。それほど深刻な不調ではなく、簡単な治療や薬が必要であるだけなら、単に医療機関を受診さえできればよいため、近所の通院しやすい診療所を受診する方が便利です。オンラインで医療との接点を持てるようになると、近所に新しくできた診療所よりも、もっと自分にとって身近な医療機関がスマホの中にあるということになります。内科で困ったらこの病院、眼科で困ったらこの診療所など、「相談できる医療機関」とその連絡先がスマホで一覧できるようになり、「まずはオンラインでいつもの医師に相談してみる」という「医療のかかり方」が一般的になるのではないでしょうか。

医療機関側の視点で見ると、こうしたシステムは患者さんの**CRM（顧客管理システム）**に他なりません。CRMはCustomer Relationship Managementの略で、顧客管理を行うツール・システムのことです。医療・ヘルスケア以外の他領域ではよく知られている概念で、例えば不動産業界では、その顧客が不動産に興味を持った段階なのか、良い不動産がないか情報収集したり探したりしている段階なのか、まさに今不動産を買おうとしている段階なのかなど、顧客の状態を管理するツールやシステムがCRMです。

オンライン診療が普及すると、患者さんが病気になったときだけでなく、医療機関を受診する必要がないときでも、患者さんと医療機関が接点を持った状態となります。医療機関は、①現在通院中の人、②健康診断の結果などが悪く、本来は受診しなければならないものの通院できていない人、さらには遠隔健康医療相談が日常的に使用されるようになれば③現在は通院する必要のない健康な状態の人――のデータを一覧として収集できるようになります。現在も、その医療機関を受診したことがある患者さんであれば、カルテとして医療機関に情報が保存されていますが、そのデータの対象は病気になった人だけでなく、健康な状態の人にも広がると考えられます。

◉オンライン診療の今後の方向性

ここまでの議論をまとめると、これからのオンライン診療が進む方向性は「病院で行われている診察を家庭に」と表現できるでしょう。もともとは病院で受けていた診察や検査を自宅で受け、医療機関にいる医師などの医療者と自宅で接点を持つという発想です。

この視点において、もう一つ押さえておきたいポイントがあります。マーケティングの世界では、「ドリルを買う人は、『ドリル』が欲しいのではない。『穴』が欲しいのだ」という格言がよく知られています。ドリルを買いに来た顧客の目的は、ドリルという製品を買うことではなく、それを用いて穴を開けることです。顧客にとっては、手段よりも課題解決が重要なのです。この格言は、経済学者のセオドア・レビットが1968年に発表した『マーケティング発想法』の冒頭で引用したことで有名になりました。

同様に、医療機関を受診する患者さんは多くの場合、「病気の診断や治療方針の提示」をしてほしいわけではなく、「今の悩みや不安の解決」「痛みの改善」などを望んでいます。患者さんの立場で考えると、オンライン診療や遠隔健康医療相談はあくまでも手段であり、健康に関する悩みや不安を解決するのが一番の目的です。そうした目的を達成するための手段がオンライン診療なのか遠隔健康医療相談なのかは関係ありません。生活者や患者さんが健康に関して悩みや不安を持ったとき、何らかのサービスにアプローチし、それが遠隔健康医療相談の範囲内であれば相談で完結する。そして、医療行為としての診察が必要であれば、そのままシームレスにオンライン診療へつなげるのが、望ましい形態ではないでしょうか。MRTの健康医療相談・オンライン診療サービス「Door.」は、この思想で提供されているサービスの一つといえますが、今後は同様のアプローチのサービスが増えていくと考えています。

この進化の先には、**「スマートクリニック」**の実現が期待されます。まだあまり浸透していない言葉ですが、これはテクノロジーを活用することで、医療を提供する医師、提供される患者さんの双方にとって、便利で効率的な医療提供を可能にするクリニックのことです。もちろん、オンライン診療もこのテクノロジーに含まれます。私もオンライン診療を取り巻く状況の変化に合わせて、今の日本で実現できるスマートクリニックのモデルを創るべく、2022年4月、東京・銀座に「THIRD CLINIC GINZA」をオープンしました。

ただ、2022年時点での最先端のテクノロジーを用いてスマートクリニックを実現しようとすると、日本では医療法や薬機法などで制限される部分があり、まずは海外で実証実験を行っている事例もあります。また、日本では株式会社による病院経営は基本的には認められていないため、株式会社として経営するスマートクリニックは設置できません。医療法人としての枠にとどまらず、スマートクリニックを株式会社として大規模に展開できるようにするためには、将来的にさらなる法整備が必要になるでしょう。一方、第2章で取り上げた

「無人クリニック」は、調剤薬局を活用することで医療法の改正なしに実現する可能性もあり、今後オンライン診療を普及させる上で一つの鍵になるかもしれません。

◉遠隔医療の未来

オンライン診療の普及とそれに伴う技術の進歩は、遠隔医療の多様化にも一役買うことになるでしょう。例えば、現状のオンライン診療は問診と視診（一部）のみで行われますが、**5G（第5世代移動通信システム）**の普及とオンライン診療への活用が進めば、オンラインでの「触診」も可能になるかもしれません。既に、物を触ったときの感覚を再現できるデバイスを指に装着し、映像と同期させることで、実際に触れていない物の触覚を疑似体験できる機器などの開発が進んでいます。5Gによる大容量・高速・低遅延の通信により、離れた場所にいる医師の手元に触覚の情報をリアルタイムに伝えられれば、オンライン診療で得られる情報の幅は格段に広がるでしょう。

これから開発と普及が進むであろう遠隔医療のトレンドとして、「遠隔手術」と「バーチャル治験」をご紹介します。

（1）遠隔手術

触覚のような微細な感覚も遅延なく伝送できるようになれば、「遠隔地からの手術」も夢ではありません。５Ｇのような高速通信と、ロボット支援手術を組み合わせることで、遠隔地の医師が**手術支援ロボット**を操作し、手術を行う取り組みが進んでいます。

ロボット支援手術では、鉗子などが取り付けられたロボットアームを、術者がコンソール（操作卓）から操作することによって手術を行います。このコンソールは患者さんがいる手術室内に設置され、ロボットとは有線で接続されています。安全な手術を実施するためには、操作の遅延があってはならないため有線での接続となっていますが、逆に言えば、遅延さえなければロボットとコンソールが離れた場所にあっても問題ないわけです。５Ｇの活用により通信遅延を最小限にできれば、ロボットとコンソールを無線で接続し、遠隔操作することが可能になります。

手術支援ロボット市場は長年、日本でも数百台が使用されている「da Vinci サージカルシステム（ダビンチ）」（インテュイティブサージカル）の独擅場でしたが、２０２０年にはメディカロイドが開発した「hinotori」が国産手術支援ロボットとして初めて承認されたほか、リバーフィールドなど複数のメーカーが新たな手術支援ロボットの実用化を進めるなど、競争が活発化しています。これらの国産手術支援ロボットを遠隔操作し、人体モデルや動物を使用した模擬手術を行う実証実験が既に複数行われています。実際の患者さんへの手術を遠隔で行うまでにはまだハードルがありますが、将来的な**遠隔手術**の実現に向けた動きは今後ますます加速していくでしょう。

(2) バーチャル治験

治験とは、医薬品や医療機器の承認を取得するために行う臨床研究で、患者さんが自宅などから遠隔で参加する形で行う治験が「**バーチャル治験**」です。簡単に言えば「在宅で行う治験（リモート治験）」です。治験は製薬企業や医療機器メーカーが、医療機関や受託臨床試験機関（CRO）に依頼して実施し、通常は患者さんが医療機関に通院する形で進められます。ただし法律上は、担当医師の判断によって治験を在宅で行うこと自体は禁止されていません。バーチャル治験のプラットフォームを提供する企業に対して、製薬企業など治験を実施する企業がシステム利用料を支払うことで、バーチャル治験のマネタイズも可能です。

これまでバーチャル治験が広く行われていなかった理由は、もし在宅で取得されたデータに不備があると、薬や医療機器が承認されないリスクがあるためです。治験は長期間にわたって行われ、高額な費用がかかるため、承認されないという取り返しがつかない事態を避けるためには、医療機関のように適切な管理を行いやすい環境で実施する方が無難というわけです。

スマホで問診結果が簡単に記録できるようになり、ウェアラブルデバイスによる生体データの収集が可能になったことで、在宅でも十分なデータを取得できる環境が整ってきました。採血や画像診断などの検査が必要な場合を除けば、治験の大部分を在宅で問題なく実施できるようになっています。また、新型コロナウイルスの感染拡大により、患者さんがなかなか医療機関を受診できなくなったこともあり、オンライン診療と同様にバーチャル治験実施の機運が高まりました。

バーチャル治験は、患者さんがスマホなどを使って医師などの医療者と連絡を取りながら進められます。医薬品の治験では、患者さんが自宅で薬を服用し、医療機関への受診時に患者さんの状態を問診しますが、バーチャル治験では医師がテレビ電話を通じて日々の体調や副作用の確認を行います。また、ウェアラブルデバイスを患者さんに渡して使用してもらうことで、血圧や心拍数などのデータをリアルタイムで収集できます。こうしたデータはクラウドで管理され、医療機関からでも参照できます。

患者さんの視点からは、バーチャル治験は「医療機関に行かなくても参加できる」のが大きなメリットです。一方、治験の実施者側から見ても、バーチャル治験にはメリットがあります。具体的には、①治験参加者をリクルートしやすくなる、②遠隔で効率的な管理が可能になる――という2点が挙げられます。

①治験参加者のリクルートについては、従来、医療機関に定期的に受診できるエリア内でしか参加者を募れませんでした。参加者がなかなか集まらないと、治験の進行にも遅れを来します。これに対して、バーチャル治験では受診が必要な回数が少なく済む、もしくは1回も受診せずに完結し得るため、インターネットやSNSを利用して、医療機関から離れた場所に住む患者さんからも幅広く参加を募集できます。治験参加者のリクルートがスムーズに進められると、治験の期間短縮にもつながり、治験全体の費用の圧縮に寄与します。

②遠隔で治験を進められることで、治験参加者の健康状態を常時確認できるようになります。従来の治験では、医療機関に受診した後にしか薬の効果や症状の変化などが分からないところ、患者さんに自宅でウェアラブルデバイスを使ってもらい、血圧や心拍数などのデータ収集を行うことで、リアルタイムに薬の効果を測定できます。また、収集されるデータが最初からデジタル化されていることで、解析も効率的に行えます。患者さんに服薬のタイミ

ングのアラートを出すこともできるため、適切なタイミングで服薬を忘れるなどして治験から脱落してしまう患者さんを減らすことができます。これも治験のスムーズな進行、ひいては治験費用の圧縮につながります。さらに、昨今の新型コロナウイルスに限らず、今後いかなる感染症が流行して医療機関に足を運びにくい状況が生じても、遠隔で治験を継続できる点も大きな強みです。

ＡＩ医療機器

◉診断を「支援」するＡＩ医療機器

「ＡＩ医療機器」は、医療分野のＡＩの中でも診断・治療・予防を目的とした医療機器を指します。既に実用化されているＡＩ医療機器の多くは診断を目的にしたものであり、特にＣＴやＭＲＩなどの医用画像をＡＩが解析し、画像診断支援を行うシステムが多くなっています（**表2**）。ＡＩによる画像診断支援では、医用画像データから病変の検出、種類の判定、重症度の予測など、医師の診断の助けとなる情報を提供します。医師はＡＩが導き出した結果を踏まえて、最終診断を行います。

表 2　日本における AI 医療機器の承認状況（2022 年 5 月時点）
（医薬品医療機器総合機構（PMDA）令和 3 年度第 2 回運営評議会資料などを基に作成）

No.	承認日	販売名	製造販売承認を受けた者
1	2018/12/6	内視鏡画像診断支援ソフトウェア EndoBRAIN	サイバネットシステム
2	2019/9/17	医用画像解析ソフトウェア EIRL aneurysm	エルピクセル
3	2019/12/25	類似画像症例検索ソフトウェア FS-CM687 型	富士フイルム
4	2020/4/27	内視鏡画像診断支援ソフトウェア EndoBRAIN-UC	サイバネットシステム
5	2020/5/8	肺結節検出プログラム FS-AI688 型	富士フイルム
6	2020/6/3	COVID-19 肺炎画像解析 AI プログラム InferRead CT Pneumonia	CES デカルト
7	2020/6/19	AI-Rad コンパニオン	シーメンスヘルスケア
8	2020/6/29	内視鏡画像診断支援プログラム EndoBRAIN-EYE	サイバネットシステム
9	2020/6/29	COVID-19 肺炎画像解析プログラム Ali-M3	MIC メディカル
10	2020/7/15	内視鏡画像診断支援ソフトウェア EndoBRAIN-Plus	サイバネットシステム
11	2020/8/20	医用画像解析ソフトウェア EIRL X-ray Lung nodule	エルピクセル
12	2020/9/2	内視鏡検査支援プログラム EW10-EC02	富士フイルム
13	2020/11/24	乳がん診断支援プログラム RN- デカルト	CES デカルト
14	2020/11/30	WISE VISION 内視鏡画像解析 AI	日本電気
15	2021/5/26	COVID-19 肺炎画像解析プログラム FS-AI693 型	富士フイルム
16	2021/7/7	胸部 X 線画像病変検出（CAD）プログラム LU-AI689 型	富士フイルム
17	2021/9/1	肋骨骨折検出プログラム FS-AI691 型	富士フイルム
18	2021/10/11	画像診断ソフトウェア KDSS-CXR-AI-101	コニカミノルタ
19	2021/12/9	胸部 X 線肺炎検出エンジン DoctorNet JLK-CRP	ドクターネット
20	2021/12/24	HOPE LifeMark-CAD 肺炎画像解析支援プログラム for COVID-19	富士通 Japan
21	2022/4/26	nodoca	アイリス

２０１８年に発出された厚生労働省医政局医事課長通知「人工知能（ＡＩ）を用いた診断、治療等の支援を行うプログラムの利用と医師法第17条の規定との関係について」（平成30年12月19日付医政医発１２１９第1号）では、ＡＩを用いた診断・治療プログラムを利用した診療を行う場合に、「診断、治療等を行う主体は医師」であり、「医師はその最終的な判断の責任を負う」「当該診療は医師法第17条の医業として行われる」ことが明確化されています。つまり、ＡＩはあくまでも診療プロセスの上で情報を提示するツールであり、診断の主体は医師です。

日本では２０１８年12月6日、サイバネットシステムが開発した大腸内視鏡診断支援ソフトウェア「EndoBRAIN」が、ＡＩ医療機器として初めて承認を取得しました。これは大腸の内視鏡画像をＡＩが解析し、切除の必要があるポリープか切除不要のポリープか、その可能性をパーセンテージで表示するシステムで、２０１９年3月にオリンパスから発売されました。

なお医療機器は、身体に与える影響の危険度に応じて、一般医療機器（クラスⅠ）、管理医療機器（クラスⅡ）、高度管理医療機器（クラスⅢ、Ⅳ）の4つのクラスに分類されます。クラスによってメーカーが医療機器を製造・販売するときに必要な製造販売業許可の種類や承認申請の手順が変わります。EndoBRAINは、不具合時に人体へのリスクが比較的高いとされるクラスⅢ（コンタクトレンズ、人工骨、透析装置などと同列）に分類されており、製造販売業許可としては最上位の第一種製造販売業許可が必要です。ＡＩ医療機器としては、現状でクラスⅡの製品とクラスⅢの製品があります。

２０１９年9月には、深層学習（ディープラーニング）を活用したＡＩ医療機器としては国内初となる、エルピクセルの「EIRL aneurysm」が医療機器承認を取得しました。これは脳ＭＲＩ画像から脳動脈瘤の可能性がある箇所をＡＩが自動で検出して医師の診断を支援するソフトウェアです。２０２２年時点で、既に20以上のＡＩ医療機器が承認されています。

◉日本における医療ＡＩに関する政策

２０１７年頃から、日本での医療ＡＩに関する政策の整備が進んできました。医療分野におけるＡＩ活用の展望として２０１７年6月、厚生労働省の保健医療分野におけるＡＩ活用推進懇談会が報告書を公開しました。ゲノム医療、画像診断支援、診断・治療支援、医薬品開発、介護・認知症、手術支援の6つを重点領域として、２０１７~２１年度に実施する施策をロードマップの形で示し、民間企業における医療ＡＩ開発を促進するための施策も検討しています。

２０１９年6月には、厚生労働省の保健医療分野ＡＩ開発加速コンソーシアムにおいて新たに3領域（医療安全、ＡＩホスピタル、予防領域）についても、その推進に向けた対応方針が示されました。「**AIホスピタル**」は内閣府の戦略的イノベーション創造プログラム（ＳＩＰ）で採択されたプロジェクトで、医療ＡＩやＩｏＴを開発・活用することによって、高度で先進的・最適化された医療サービスを、広く医療現場で提供できるようにすることを目指しています。

ＡＩ医療機器に関する制度については、厚生労働省の次世代医療機器・再生医療等製品評価指標作成事業の人工知能分野審査ワーキンググループにおいて、ＡＩを活用した医用画像診断支援システムの薬事承認における問題点が指摘されています。この詳細は２０１８年５月に発出された厚生労働省医薬・生活衛生局医療機器審査管理課長通知「次世代医療機器評価指標の公表について」（令和元年5月23日付薬生機審発０５２３第2号）の中で、「人工知能技術を利用した医療画像診断支援システムに関する評価指標」としてまとめられており、主にＡＩの「ブラックボックス」としての性質、経時的な性能変化、責任の所在といった課題が提起されています。

また２０１７年12月には、医薬品医療機器総合機構（ＰＭＤＡ）の科学委員会ＡＩ専門部会から、「ＡＩを活用した医療診断システム・医療機器等に関する課題と提言２０１７」として、ＡＩ医療システムの倫理・責任に関する議論などが公表されました。日本医療研究開発機構（ＡＭＥＤ）は２０１７年度に、「人工知能等の先端技術を利用した医療機器プログラムの薬事規制のあり方に関する研究」を採択しました。

このように医療ＡＩ関連の政策の整備が進む中で、厚生労働省は２０１７年に条件付き早期承認制度を通知の下で施行し、２０２０年9月には薬機法に組み込む形で法制化しました。また、ＡＩ医療機器などの効率的な医療機器承認を可能にする制度として、２０２０年8月に「医療機器の特性に応じた変更計画の事前確認制度（**IDATEN制度**）」が開始しました。これは、ＡＩ医療機器のように将来的な改良（性能の向上）が見込まれる医療機器について、変更計画を審査過程で確認して承認することで、計画された範囲内での継続的な改良を可能とする審査制度です。ＡＩ医療機器がデータの学習を経て性能向上を達成した際に、事前に承認された計画の範囲内の変更であれば、届け出から最短30日での出荷が可能となり、審査に約半年を要する「一部変更承認申請」の手続きを経る必要がなくなります。２０２２年には、前述のEndoBRAINのシリーズである大腸内視鏡画像診断支援プログラム「EndoBRAIN-

EYE」などが、IDATEN制度を利用した変更計画確認を受けました。

●ＡＩ問診

ＡＩ医療機器として、画像診断支援領域と並んで実用化が進んでいるのが、「ＡＩ問診」です。「診断」はあくまでも医師が行うものであり、ＡＩは「問診」、すなわち患者さんの状態や聞き取り、その内容を解釈して文字化する作業を代替・効率化します。具体的には、患者さんにタブレットの端末を渡して症状や病歴などを入力してもらうと、ＡＩがその内容を解析し、専門用語を用いた文章に変換して出力します。この問診結果を電子カルテにコピーすることで、医療者の問診業務の効率化が期待できます。また、患者さんが回答した症状に関連する疾患名をリストアップする機能を持つ製品もあります。

多くのＡＩ問診サービスが行っているのは、医療機関での「問診の効率化」です。製品・サービスの開発という視点では、解決したい課題が「医師の電子カルテ入力の効率化」や「問診時間の短縮」であれば、必ずしも「ＡＩ問診を開発する」という方法である必要はありません。例えば、問診業務を効率化する類似したサービスとして、患者さんが来院前にスマホで問診に答える「ウェブ問診」があり、既に多くの企業が参入してサービス提供を行っています。また、子育てなど現場で働くのが難しい看護師が、オンラインで問診対応を担うといった方法でも解決可能かもしれません。新たにＡＩ問診のサービスを開発するのであれば、「ＡＩだからできること」が必要になるでしょう。前述の疾患名のリストアップはその一例ですが、これを考える上では「誰の、どんな課題を、どのように解決するか」を意識することが必要だと考えています（第５章で解説します）。

●ＡＩによる医療の質の担保

ＡＩ医療機器の中で早くから実用化されているのは、先に挙げたEndoBRAINやEIRL aneurysmなどのように、ＣＴやＭＲＩ、内視鏡など医用画像の解析、すなわち「画像診断」の領域です。画像のデータベース化とディープラーニングを活用し、病変の候補を自動検出したり、画像中の注目すべきポイントを目立たせたりすることで、医師による疾患の見逃し防止に寄与するシステムが多数登場しています。近年では、内視鏡検査において、がんの疑いがある領域をリアルタイムで検出する技術の開発も進んでいます。皮膚科領域では２０１７年の時点で既に、皮膚のしみが皮膚がんかどうかを判定するＡＩが、皮膚科医による診断と同程度の精度で判定できたという研究結果を、スタンフォード大学の研究グループが報告しています（Nature. 2017;542:115-8.）。他の診療科領域でも、ＡＩによる画像診断支援の精度が医師と同等かそれ以上だったという報告が見られるようになっています。

医療現場におけるＡＩ技術の活用として、別の視点では「医師の経験値の差を埋める」ことが挙げられます。医師には内科や外科、眼科など、専門とする診療科の違いがあります。しかも、内科一つをとっても、消化器内科や循環器内科など、専門性は細分化されています。また、研修医と専門医、さらに大学で長年にわたって専門診療を続けている医師とでは、経験値がまるで異なります。つまり、医療者一人ひとりが持つ情報には、厳然たる差が存在します。医師と患者さんだけでなく、医師同士にも情報の非対称性が存在するのです。

こうした医師の間での知識や経験の伝達、いわば「知の継承」がスムーズに行われているとは限りません。医師間の情報の非対称性や知の継承の課題を解決する糸口としても、ＡＩの活用が考えられます。熟練医の治療選択や、画像診断時の視線の動き、手術時の操作などを客観的なデータとして収集し、ＡＩに学習させることで、質の高い医療をＡＩにより実現するとともに、次世代の医師が熟練医の知見を学びやすくなることが期待されます。

前述のように、ＡＩ問診は医師の業務負担を軽減することが期待されていますが、これに加えて、医師の経験値の差を埋めることにもつながります。具体的には、医師が専門外の疾患を診断する際、AIが提示した疾患のリストを参考にしたり、多数の薬を内服している患者の薬剤禁忌チェックなどにＡＩ問診を活用することで、専門外の領域であっても医療の質を担保しやすくなると考えられます。つまり、医師間での情報の非対称性をＡＩが埋めてくれるのです。

ただ、ＡＩ医療機器を診療の中で効率的に活用する上では、ＡＩ以前に医療現場のデジタル化が不可欠です。医療現場では今も、紙やＦＡＸなどによって運用されている事務作業が多数あります。また、ＵＩ（ユーザーインタフェース）やＵＸ（ユーザーエクスペリエンス）の優れた医療デジタルサービスの普及もまだ十分に進んでいません。医療現場で扱われるデータをＡＩによる解析が可能な形に変換し、日々のワークフローの中でスムーズに医療ＡＩを活用する素地を整えることで、前述の「部分のデジタル化」だけでなく、真のＤＸによる業務効率化が期待できます。ＡＩ技術の開発面だけでなく、このような医療現場のデジタル化の課題を解決し、医療ＡＩが十分に活用される環境が整備されて初めて、医師を超える能力を持つＡＩが本領を発揮できるようになると考えています。

治療用アプリ

「治療用アプリ」とは、スマホなどのアプリによって疾患を治療する医療機器を指します。日本では2014年の薬機法改正により、アプリのようなプログラム単体でも、予防・診断・治療を目的としたソフトウェアは医療機器として認められるようになりました（プログラム医療機器）。

治療用アプリは、まず医師が患者さんにアプリを処方し、患者さんがスマホにアプリをダウンロードすることで使用可能になります。患者さんがアプリ上で日々の生活習慣や治療の進捗に関する情報を記録すると、アプリが患者さんの意識や生活習慣を改善し行動変容を促すアドバイスを提示し、継続的な治療につなげられます。いうなれば「アプリの中に医師がいる」ことで、自宅にいながらにして医師の指導を受け、治療を続けられるというイメージです。既存の治療は、医薬品などによる内科学的治療、手術・手技などによる外科学的治療が主でしたが、アプリによって行動変容を促す治療用アプリは、「社会学的治療」としての第3のアプローチともいえるでしょう（**図22**）。

通常の通院では、受診時と次の受診時の間に「治療の空白期間」が生じます。この間、治

図 22　治療用アプリの概念

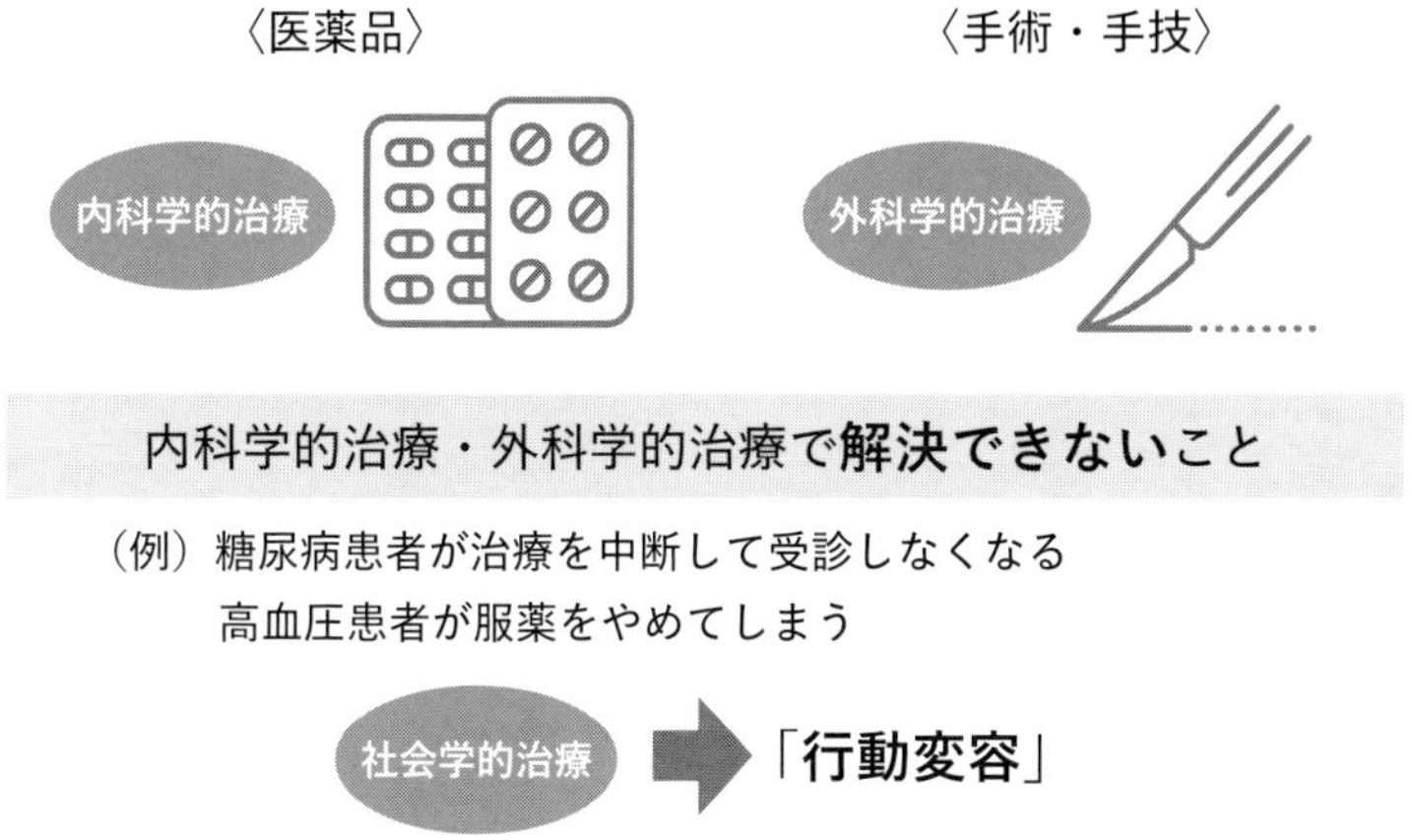

図 23　治療用アプリのメリット

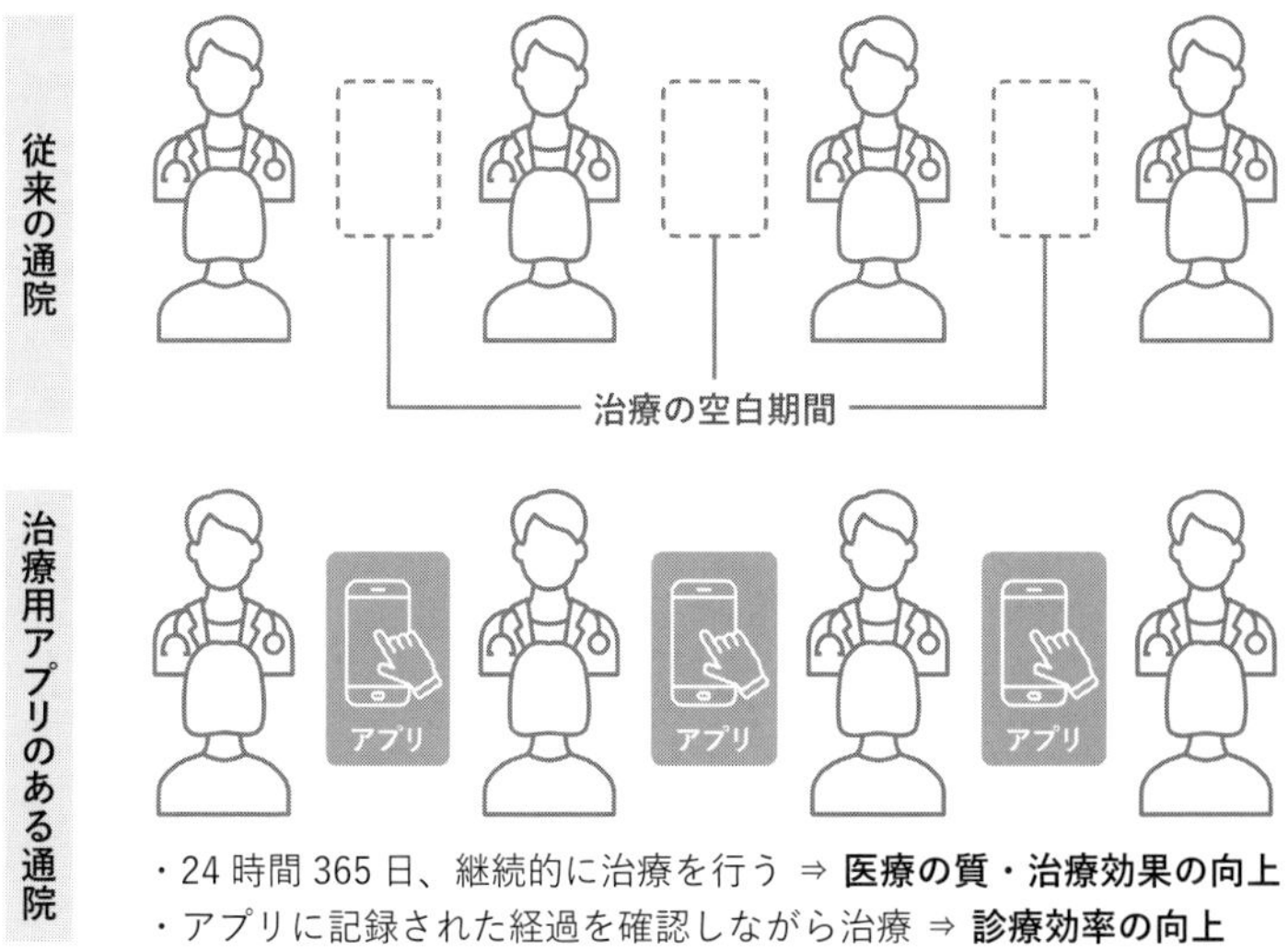

療が順調に進められているか、適切に服薬できているかなどを、医師が把握するのは難しいのが実情でした。患者さんが常に携帯しているスマホに入れられた治療用アプリは、24時間365日にわたって治療を継続することを可能にします。また、患者さんが日々記録するデータを医師が適宜参照することで、患者さんが受診していないタイミングでも、治療が適切に進められているかを確認できます。治療の空白期間を埋められる治療用アプリの活用により、治療の効率化と質の向上が期待できるのです（**図23**）。また、薬のように身体に副作用が生じる可能性が非常に低いこと、一般的に薬と比べて短期間かつ低コストで開発できることも、治療用アプリのメリットといえます。

2020年8月21日、日本で初めて治療用アプリが医療機器承認を取得しました。CureAppが開発したニコチン依存症治療用アプリ「**CureApp SC ニコチン依存症治療アプリ及びCOチェッカー**」です。12月1日に保険適用・発売され、禁煙外来などでの活用が進んでいます。このアプリは、禁煙補助薬バレニクリンを用いて禁煙治療を行うニコチン依存症患者さんが使用するもので、患者さん用のスマホアプリと、呼気一酸化炭素濃度を測定するCOチェッカーで構成されます。医師が患者のデータを確認するための医師用アプリも用意されています。

患者さん用のアプリはCOチェッカーとBluetoothで連動しており、日常的に呼気CO濃度の測定と記録を行います。この測定結果や患者が入力した喫煙状況、アプリ上での質問への応答などに基づき、アプリのアルゴリズムが患者の状態を解析します。治療状況や体調に応じて、ニコチン依存症の理解や行動変容を促すメッセージ、動画などのガイダンスを適宜表示することで、禁煙治療のサポートを行います。呼気CO濃度のデータや入力情報、治療の進捗については医師用アプリにも共有され、その後の治療に活用できます。禁煙治療の場合、医療機関で診察を受けているときは禁煙しようと思っていても、自宅に帰ってきて普段の生活を送っていると、やはりタバコを吸いたくなってしまうことが多いものですが、自宅でもアプリが表示するメッセージを読む、つまり「アプリ内の医師と話す」ことで、禁煙しようという気持ちを持ち続けられるように設計されています。

２０２０年12月の保険収載時には、通常のニコチン依存症管理料に上乗せする形で、初回治療時に２５４０点（2万５４００円）の準用技術料を算定できることになりました。この時点では治療用アプリを想定した診療報酬項目が存在しなかったため、既存の診療報酬項目を準用する形が取られましたが、２０２２年診療報酬改定では、治療用アプリなどを使用した診療を評価する「**プログラム医療機器等医学管理加算**」が新設されました。ニコチン依存

表３　日本における主な治療用アプリの開発状況（2022 年 5 月時点）

開発元	対象疾患	製品名 （既承認の製品のみ）	共同開発先 ※海外開発元
CureApp	ニコチン依存症 （禁煙治療）	CureApp SC ニコチン依存症治療アプリ及び CO チェッカー （2020 年 8 月承認）	慶應義塾大学
CureApp	高血圧	CureApp HT 高血圧治療補助アプリ （2022 年 4 月承認）	自治医科大学
CureApp	非アルコール性脂肪肝炎（NASH）		東京大学
CureApp	アルコール依存症		国立病院機構 久里浜医療センター
サスメド	不眠症		久留米大学
塩野義製薬	注意欠如・多動症 （ADHD）	EndeavorRx （アメリカでの製品名、本邦未承認）	※米 Akilii が開発
アステラス製薬	糖尿病	BlueStar （アメリカでの製品名、本邦未承認）	※米 Welldoc が開発
テルモ	糖尿病		MICIN
田辺三菱製薬	うつ病		京都大学 国立精神・神経医療研究センター（NCNP）

症管理料に上乗せして、治療用アプリに関する指導管理加算として140点、治療用アプリを使用したことによる禁煙治療補助システム加算として2400点を加算し、現行の準用技術料と同じ2540点を算定する形になりました。

既に複数の企業が、多様な疾患を対象とした治療用アプリの開発を進めています（**表3**）。2022年4月には、CureAppが開発した高血圧治療用アプリ「CureApp HT 高血圧治療補助アプリ」が承認されました。第一、第二の治療用アプリの承認、さらに治療用アプリの使用を評価する診療報酬項目の新設を受けて、治療用アプリの開発と実用化がますます活発になることが期待されます。

診療報酬自体は医療機関の収益になりますが、治療用アプリのマネタイズとしては、アプリ利用料として診療報酬の一部を開発企業が医療機関から受け取る形の収益モデルが考えられるため、当然、保険点数が高い方が開発企業としては収益性が高くなります。ニコチン依存症治療用アプリはCOチェッカーというデバイスの併用を前提とした保険点数の算定でしたが、高血圧治療用アプリはソフトウェア単体での承認となりました。

薬局ＤＸ

●薬局でＤＸが進む理由

ここまで、主に医師による診療に関わるデジタルヘルス・ＤＸの具体例を見てきましたが、医療現場のＤＸは、病院や診療所だけにとどまらず、薬局でも進められています。薬局経営にデジタルテクノロジーを取り入れて、患者さん・生活者や、薬局で働く薬剤師などに新しい価値を提供する「**薬局ＤＸ**」です。薬局は株式会社が主体となって経営できるため、資本主義の原理が働きやすいという特徴があります。デジタル化の進展とともに、医療機関よりも素早く製品・サービスの開発や提供が進むことが予想されます。

また、薬局でのテクノロジー活用を後押しする制度の整備も進んでいます。薬局の業務内容を規定する薬機法が２０１９年11月に改正、２０２０年９月に施行され、オンライン服薬指導の導入、調剤後の服薬フォローアップの義務化などが盛り込まれました。調剤業務については、２０１９年４月に発出された厚生労働省医薬・生活衛生局総務課長通知「調剤業務のあり方について」（平成31年４月２日付薬生総発０４０２第１号）において、薬剤師以外の者が行うピッキングや一包化などの業務が、薬剤師の指示の下での実施など一定の要件を満たせば可能であることが示されました。

薬局ＤＸは大きく、「薬剤師の業務改善のための薬局ＤＸ」と「患者さん・生活者のための薬局ＤＸ」に分けられます。まず薬剤師の業務改善としては、服薬指導の効率化と調剤業務自体の改善が挙げられます。

服薬指導の効率化として、ＡＩを活用して処方内容チェックや薬歴作成を行うサービスが実用化されており、薬剤師の業務負担の軽減につなげられています。調剤業務の改善としては、前述のように一定の要件を満たせば、薬の準備作業を薬剤師以外が担ってもよいという方針が示されたことを受け、ロボットを活用して調剤準備業務を一部自動化する取り組みが進められています。具体的には、必要な錠剤を棚から取り出したり、複数の粉薬を処方に応じて混ぜて分包するといった業務を、ロボットが自動で行うといったものです。

現在、薬局薬剤師の配置基準として「処方箋40枚ルール」（1日に対応する院外処方箋の枚数を1人当たり平均40枚に抑える）がありますが、薬局ＤＸによる業務効率化が進み、少ない薬剤師で多数の処方箋に対応できるようになれば、今後こうした規定は撤廃される流れになるでしょう。

◉患者さん・生活者のための薬局ＤＸ

患者さん・生活者のための薬局ＤＸとしては、さらに多様な取り組みが進められています。患者さん・生活者の処方薬への接点拡大やアクセス向上を目的とした、オンライン服薬指導や服薬フォローアップはもちろん、処方薬の事前準備、薬の配送などにおいても、デジタルテクノロジーを積極的に活用する動きがあります。これらは、結果的に薬剤師の業務効率の改善にもつながります。

（１）オンライン服薬指導

オンライン服薬指導とは、処方薬の効果や副作用などを説明する服薬指導（薬剤師の必須業務）を、テレビ電話を通して行うものです。従来、服薬指導は原則、対面で行う必要がありましたが、２０１９年11月の薬機法改正により、患者への服薬指導にテレビ電話を活用できるようにする方針が示されました。これは２０２０年９月の施行から適用される予定でしたが、新型コロナウイルスの感染拡大による特例措置によって、２０２０年４月に前倒す形で全国でのオンライン服薬指導が可能になりました。

従来、医療機関としてはオンライン診療を行ったとしても、院外処方の場合は患者さんが処方薬を薬局に出向いて、対面での服薬指導を受けてから薬を受け取る必要がありました。オンライン服薬指導の導入により、患者さんが自宅で服薬指導を受け、自宅にいながら処方薬を受け取れるようになりました。また、オンライン診療システムを使って予約し、診察を受けた後は、同じシステムでオンライン服薬指導を受け、処方薬の配送と費用の決済まで完結することも可能になっています。これにより、薬剤師の事務作業の負担も軽減できます。

(2) 服薬フォローアップ

2020年9月の改正薬機法施行により、これまで薬剤師の努力義務とされていた**服薬フォローアップ**が、薬剤師の義務として追加されました。これは、患者さんが薬を内服している期間中、薬剤師が薬剤使用状況の把握や適切な情報提供を行う業務です。

服薬フォローアップの一つの手法として、患者さんと薬剤師を結ぶアプリの活用が進められています。患者さんがスマホやタブレットのアプリから服薬記録をつけたり、アプリ上で薬剤師の健康相談を受けるといったサービスに対応しています。こうしたアプリの活用により、患者さんと薬剤師がコミュニケーションを取りやすくなることで、薬剤師や薬局が地域における医療との接点としての役割を担いやすくなりそうです。

処方後のフォローとしては、医師が処方する医療用医薬品だけでなく、ＯＴＣ医薬品に関する取り組みも進められています。例えば、オンライン薬局を展開するミナカラは、プライベートブランドのＯＴＣ医薬品のパッケージにＱＲコードを印刷しています。このＱＲコードから、チャットで薬剤師への相談ができるウェブサイトにアクセスできます。また、薬の販売後だけではなく、「薬を選ぶ」段階のサービスも既に登場しています。例えば漢方などの領域では、オンラインでの相談を通して薬剤師が体質に合った薬を提案するサービスが展開されています。

（３）処方薬の事前準備

既に様々な薬局系のアプリが配信されており、その機能はおくすり手帳、処方箋送信、ポイントカードのほか、運動や生活習慣、食事などの生活データの一元管理、ＰＨＲなど多岐にわたります。

このうち処方箋送信機能は、患者さんが医療機関で受け取った処方箋の写真をスマホで撮影し、希望の薬局にアプリやメールで送信するというものです。薬局で調剤準備が済むと、メールでお知らせ通知を受け取ることができます。これにより患者さんは、薬局での待ち時間短縮が期待できます。薬局側の視点では、アプリをフロントとした顧客の囲い込みやポイントカードとのひも付けにより、他社との差別化につながります。

（4）医薬品配送

オンライン服薬指導の広まりとともに、医薬品の配送についても事業者ごとに差別化が進みつつあります。例えば東京都内の一部エリアでは、オンライン服薬指導の後、30分以内に自宅まで薬を配送するサービスが始まっています。クオールホールディングスでは２０２１年から、薬を「非対面・非接触」で受け取ることができるサービスを開始しました。薬局に医薬品の専用ロッカーを導入することで、スマホに発行されたＱＲコードまたは暗証番号をロッカーに読み込ませると鍵が開き、薬を受け取れるという仕組みです。

医薬品を患者さんに届ける最後の区間をより便利にする取り組みは、他にも進められています。凸版印刷の子会社であるおかぴファーマシーシステムが手掛ける処方薬宅配サービス「とどくすり」と、ファミリーマートの店舗内に設置した専用ボックスを用いた薬の受け渡しサービス「ファミマシー」とが２０２２年5月に連携を開始し、東京都内のファミリーマート約２４００店舗のレジで、処方薬を最短で翌日に受け取れるサービスが始まりました。

●さらなる薬局DX

(1)「ついで買い」へのロボット活用

医薬品だけでなく日用品や食料品も販売しているドラッグストアは、処方箋を持って訪れた患者さんが、調剤を待っている間に薬以外の商品を「ついで買い」することを期待しています。しかし、コロナ禍で店内を歩き回ることを避ける患者さんが増えたことに加え、診療から服薬指導までをオンラインで完結する患者さんも今後増えると予想されることから、ドラッグストアにおける「ついで買い」の機会の確保が課題となっています。

そんな中、クオールホールディングスは自走型ロボットを一部店舗内に試験導入しています。このロボットは人の目と同じ高さにカメラが取り付けられており、自宅でオンライン服薬指導を受けた患者さんが、スマホやパソコンを用いて遠隔操作できます。店舗内でロボットを動かしながら、日用品や食料品、健康食品、マタニティー用品などの商品を見繕うことができ、必要に応じてテレビ電話で薬剤師や店員との相談も可能です。購入した商品は、薬とともにロッカーで24時間受け取れます。さらに、薬と「ついで買い」の商品をまとめて自宅に配送するサービスも考えられています。

（2）零売薬局の普及

「零売薬局《れいばい》」とは、医療用医薬品の一部を、処方箋なしに購入できる薬局のことです。病院で処方される約1万5000種類の医療用医薬品は、処方箋医薬品と非処方箋医薬品に分類されます。処方箋医薬品は文字通り、処方箋がないと受け取れない医薬品で、高血圧治療薬（降圧薬など）、糖尿病治療薬（血糖降下薬など）、抗精神薬、抗菌薬、抗がん剤などが該当します。一方の非処方箋医薬品は処方箋なしで購入でき、鎮痛薬、抗アレルギー薬、胃腸薬、かぜ薬、漢方薬などが含まれます。

以前から零売薬局は存在していましたが、非処方箋医薬品であっても処方箋医薬品と同様、厳格な管理が必要なため、薬局にとっては処方箋医薬品を扱う「調剤薬局」として運営するメリットの方が大きく、零売薬局はあまり多く運営されてきませんでした。しかし、患者さんにとっては、処方箋がなくても購入できる薬の幅が広がる便利な存在で、薬局ＤＸによって効率的な零売薬局の運営も可能になることが期待されます。

販売対象は、処方箋医薬品を扱う調剤薬局としては主に60歳以上の患者、非処方箋医薬品を扱う零売薬局としては、基礎疾患がなくセルフケアを行う20～50歳くらいの世代が主となるでしょう。前述の遠隔健康医療相談の普及と零売薬局の広がりによって、薬局をハブとしたセルフケアがより一般的になっていくと予想しています。

以上が主なデジタルヘルスの製品・サービスの具体例となります。どのような変遷をたどって今の製品・サービスが生まれ、広まっていくのかを知ることで、今後の方向性について考える糸口になるのではないでしょうか。これらを踏まえて次章では、２０４０年に向けて医療・ヘルスケア領域でどのようなことが起こると考えられるのか、未来への展望をご紹介します。

第4章

2040年に向けた医療の展望

第1章で解説したように日本の医療現場は、医療提供体制の地域間格差、医療者の労働環境、高騰する医療費――という3つの大きな課題を抱えています。これらの問題が解決されない限り、「日本の医療は衰退する」と私は考えています。この未来を回避し、真の意味で「医療4.0」を実現するためには、今どのような変革が求められているのでしょうか。

このままでは日本の医療は衰退する

日本の医療の未来を予見する上で重要になる、「**プロダクト・ライフサイクル**」という考え方を紹介します。これは、1950年にハーバード・ビジネス・レビュー誌で発表されたもので、「商品・サービスには栄枯盛衰がある」という考え方です（**図24**）。もう少し具体的に説明すると、商品やサービスの売上と利益は、導入期、成長期、成熟期、衰退期の4つの時期に分けられ、それぞれに違った対応が必要になるとされています。

まず、「導入期」は商品やサービスが始まってすぐの段階で、提供するのが新しいものである以上、そもそも需要があまりありません。一方、商品やサービスの認知度を上げるために広告を打ち出していく必要に迫られます。需要がなく売り上げが少ない割に広告費用もか

図24　プロダクト・ライフサイクル

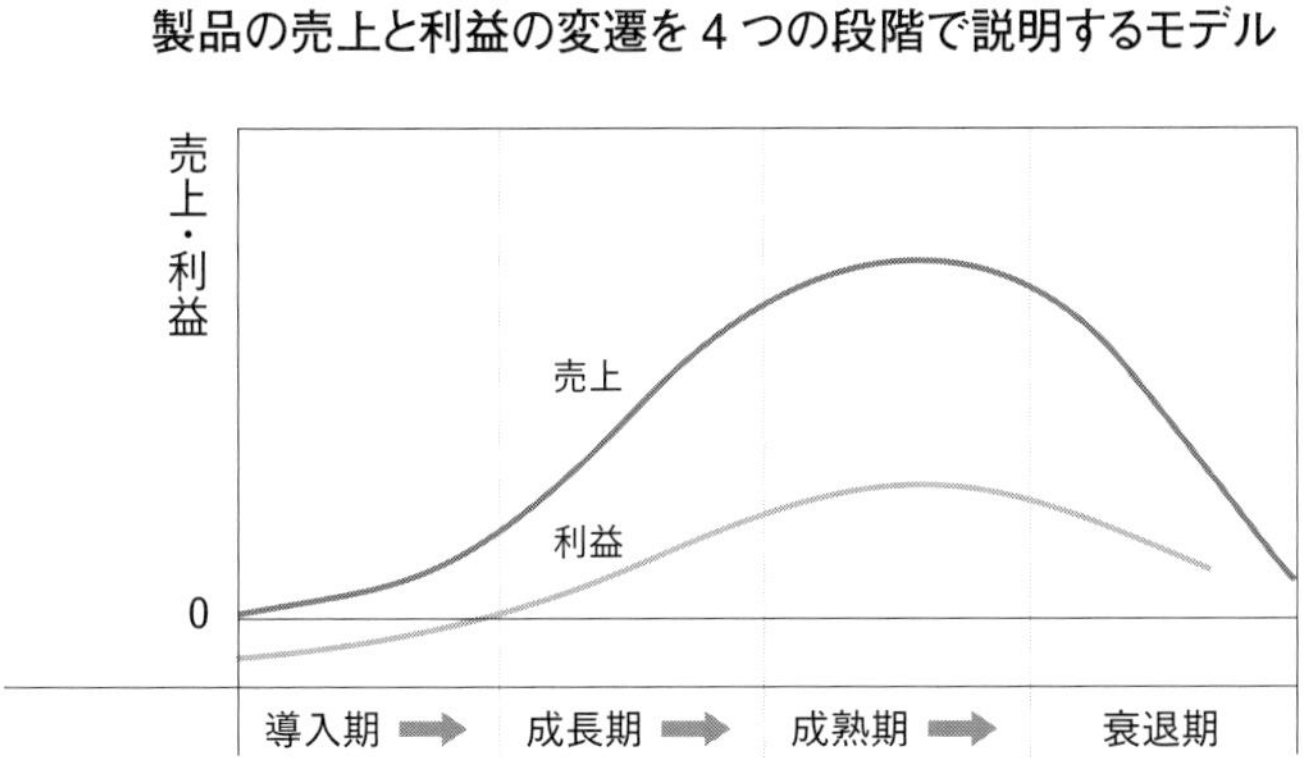

かるため、利益がほとんど出ない時期です。

次の「成長期」では、だんだんと商品やサービスの認知度が上がり、顧客のニーズも多様化します。売上や利益も拡大する時期ですが、同時に競合も増えてくるため、さらなる商品開発や他社との差別化が必要です。

続く「成熟期」は、この市場の成長が頭打ちになる段階です。売上や利益は一定の水準で横ばいになります。大手企業であれば低価格路線を打ち出してシェアを広げたり、低価格では戦えない企業はある領域に絞った戦略を取るなど、競争力を高めるための対策が必要になります。

最後の「衰退期」は、成熟期の時点で頭打ちだった売上や利益が減少していく段階です。低

表４　プロダクト・ライフサイクルとして捉えた日本の医療の変遷

導入期	**医療1.0**	1960 ～ 70 年代	現在に至る日本の医療制度が確立 国民皆保険制度の開始
成長期	**医療2.0**	1980 ～ 90 年代	医療現場の基幹システムのデジタル化 ゴールドプラン策定
成熟期	**医療3.0**	2000 ～ 10 年代	医療現場の電子化の進展 電子カルテ導入、レセプト電子化
衰退期?	**医療4.0**	2020 年代～	第４次産業革命の技術が医療現場を激変させる 医療の「多角化」「個別化」「主体化」が進む

価格であることが競争力につながるため、低コストで運営して事業の効率化を図る必要があります。既存の顧客の維持も重要です。また、商品・サービスから撤退するタイミングも見極める必要があります。

日本の医療を一つの商品・サービスの体系として捉え、プロダクト・ライフサイクルの考え方を準用すると、医療1.0、2.0、3.0、4.0はそれぞれ、導入期、成長期、成熟期、衰退期に対応すると考えられるのではないでしょうか。つまり、医療1.0、2.0、3.0から連続したフェーズとして「医療4.0」を捉えると、日本の医療は衰退していくと予想されるのです。

国民皆保険制度が確立した医療1.0の時代は、日本の医療の導入期に相当します。１９７０年代の大学医学部新設、さらにその後、介護施策の整備が進んだことで、医療2.0の時代には医療提供の機会が増加しました。この頃が日本の医療の成長期といえます。医療3.0の時代は、電子カルテの導入など医療現場の電子化が進みましたが、医療2.0の時期の成長に比べ、その成長は飽和に近づいていました。まさに日本の医療の成熟期といえるでしょう。このような変化の延長線上に「医療4.0」があるとすれば、プロダクト・ライフサイクルの上ではどうしても「衰退期」ということになるのです。

この数十年間で、日本の年齢構成は大きく変わりました。医療1.0の時代、1960年時点の平均寿命は男性が65・32歳、女性が70・19歳でした。それが2020年には、男性81・64歳、女性87・74歳が平均寿命となり、男女とも15歳以上長寿になったことになります。にもかかわらず、国民皆保険制度を前提とした医療制度は、1960年代から基本的には変わっていません。多くの若者で少数の高齢者を支えていた時代の医療制度が、少数の若者で多くの高齢者を支える現代において、そのまま成り立つはずがないのです。このままでは日本の医療は衰退すると考えています。

医療4.0の時代こそ、「新医療1.0」を始めるべきタイミング

私は2017年頃から、講演で**図25**のイメージをよく示してきました。医療4.0が衰退期と

図25　今までの価値観と未来はつながっていない

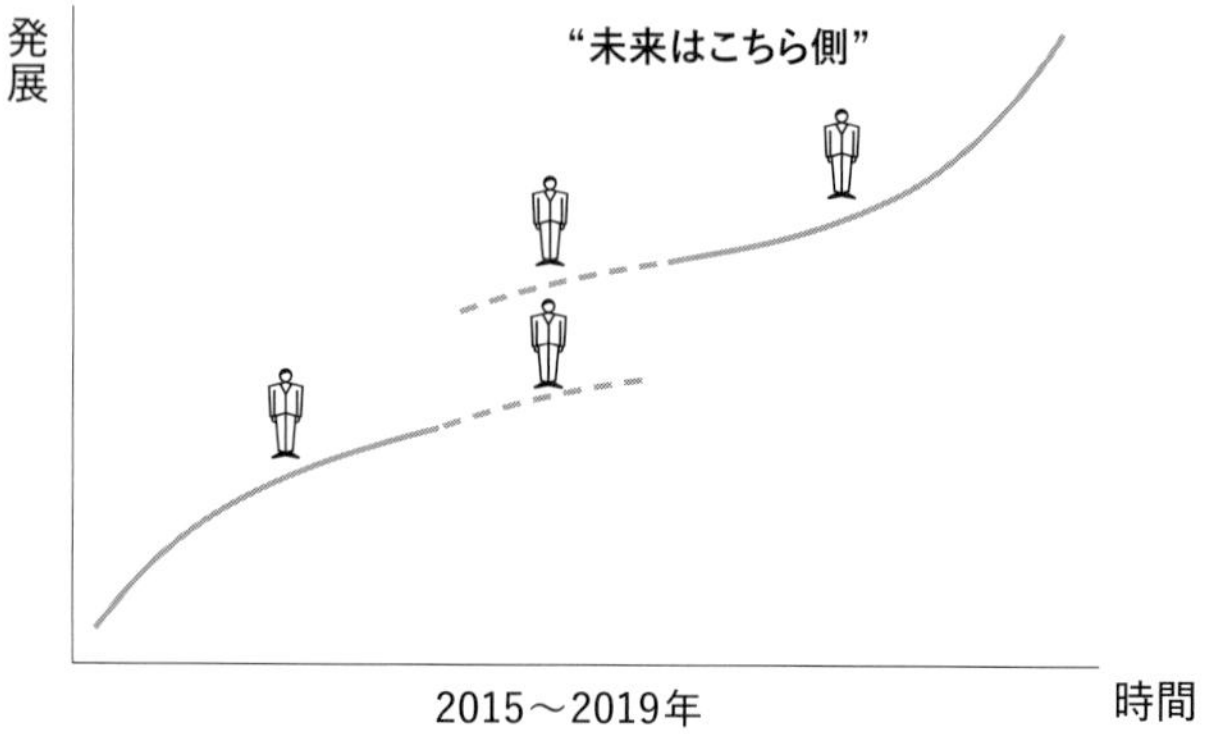

なり、日本の医療が衰退の一途をたどらないためには、新たなプロダクト・ライフサイクルを始めていく必要があります。日本の医療が「衰退しない」未来は、今までの価値観とはつながっていないのです。

前書『医療4.0』で取り上げた30人の医師たちの取り組みは、新たなプロダクト・ライフサイクルの先陣を切るものでした。さかのぼると2015～19年頃が、医療1.0から連続する「今までのプロダクト・ライフサイクルの成長カーブ」と、「次のプロダクト・ライフサイクルの成長カーブ」とが重なって存在する時代だったように思われます。前書はちょ

図26　プロダクト・ライフサイクルと「新医療1.0」

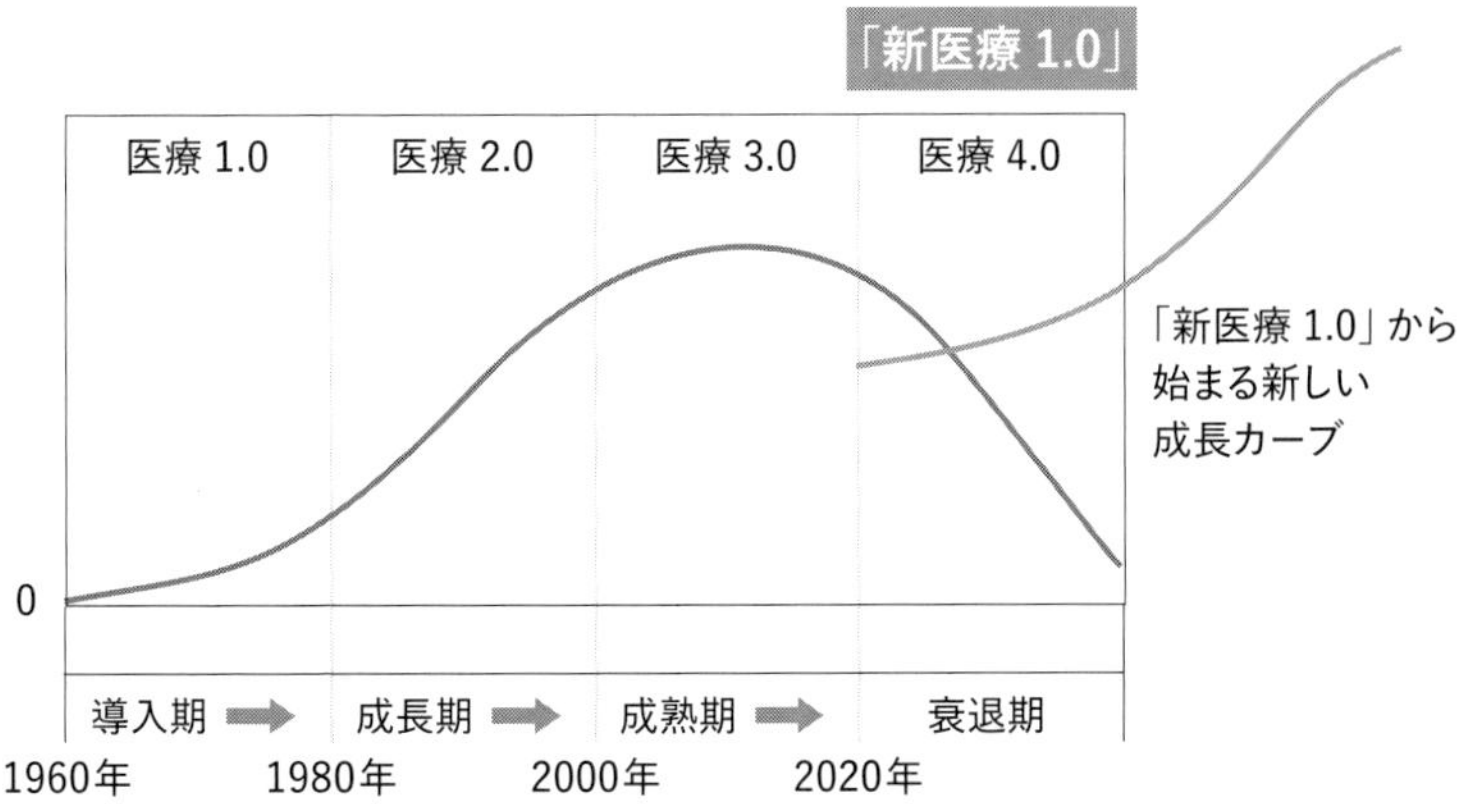

「医療4.0」が医療1.0からの連続では、医療は衰退に向かう
医療4.0を衰退期ではなく、次の成長カーブである
「新医療1.0」と捉えて、実践・社会実装を進めるべき

うどこの移行期（2018年）に刊行した本で、新時代の成長カーブのための種をまいている医師たち、他より早く新たな取り組みを始めている医師たちに焦点を当てていました。2022年現在、前書で紹介したオンライン診療やAI医療機器、治療用アプリなどの取り組みを見返すと、今となっては一般的な取り組みに見えるものも少なくないかもしれませんが、当時としてはどれもとても先進的な取り組みだったのです。

医療1.0から始まった医療の変化の延長線上ではなく、衰退せず発展に向かう「医療4.0」は、全く新しい時代の医療として、**「新医療1.0」**と呼ぶ方が妥当かもしれません（**図26**）。「医療4.0」時代の初期である現代は、衰退期と新しい成長カーブの導入期が混在しているのです。新しい時代の「導入期」としての「医療4.0（新医療1.0）」を実現するには、前述した医療現場の３つの課題を解決に導くことが不可欠です。そして今こそが、その実践において最高のタイミングだと私は考えています。

「医療4.0（新医療1.0）」は、医療者に加え幅広い領域に関わる人たちの実践があってこそ成り立つものです。現状、医療現場（特に患者さん）の課題解決を行うメインプレーヤーは医療者ですが、ヘルスケアサービスを開発・提供するのが医療者である必要はありません。２０３０年に向けて、医療者以外も医療現場の課題解決を積極的に行える環境が整備され、幅広い領域からのヘルスケア産業への関与が増えていきそうです。

その背景としては、２０３０年に向けて日本が「起業家社会」になると予想されることが挙げられます。２０２２年時点でも既に、従来の年功序列・終身雇用型の働き方は崩れつつあります。会社は個人の多様な背景に合わせて、それぞれが活躍できる場を提供するような存在になっていくでしょう。課題解決に向けて、個人が会社という枠組みにとらわれず、起業をはじめ多様な形態で活躍するのが普通の時代になると考えられます。

教育の変化も追い風になりそうです。２０２２年から、高校での「探究学習」が本格的に始まります。探究学習とは、自ら課題を設定して、その課題を分析し、まとめて発表するという一連の学習のことです。従来、与えられた課題をいかに適切・迅速に解決するかという能力ばかりが重視されていましたが、探究学習では生徒が主体的に物事を考える能力を引き出すことを意図しています。教育の場で主体的な問題解決能力の育成が進むことで、若い世代の起業家精神（アントレプレナーシップ）も養われていき、起業家社会の形成が加速するのではないでしょうか。

新医療1.0には「医師のOSアップデート」が必要

現在、私は6つの大学で非常勤教員をしており、主にデジタルヘルスや医師の起業について講義を行っています。本業の医療機器開発という仕事はありますが、私はこれらの講義をできる限り優先して行っています。大学から依頼されたからというだけではなく、医療4.0（新医療1.0）を実現するために、**「医師のOSアップデート」**が必要だと考えているためです。

OS（Operating System）とは、WindowsやMac OSなどのように、コンピュータのシステム自体を動かすソフトウェアのことで、ここでは個人というシステムの行動の基本となる意識や考え方という意味に拡張して使っています。

デジタルヘルス領域の新しいサービスが生まれても、それを使う医師をはじめとする医療者がアップデートされていないと、それらをうまく使いこなすことは難しいでしょう。医療4.0の個々の要素は、様々な領域からのアプローチで実現していくはずですが、医療の担い手である医療者がアップデートされていなければ、医療4.0の運用はできないのです。例えるならば、せっかく新しいアプリができても、ＯＳが古いバージョンのままだと、起動しなかったり、起動しても動作が遅かったり表示が乱れてしまうといったイメージです。

１９６０年代の医療1.0の時代に確立した医師の価値観の多くは、今も更新されていません。医療4.0（新医療1.0）を運用するには、医師のＯＳ自体をアップデートする必要があります。これからの日本では、デジタルテクノロジーを最大限活用した医療が求められているにもかかわらず、医師の方が「古いＯＳのために使えない」という状況では、患者さんにとっても、日本の医療業界全体にとっても良いはずがありません。

もっとも、医師全員にＯＳアップデートの必要性があるわけではありません。若い医師や医学生は、これから長きにわたって医師として働くことになるわけですから、医師としての新しいＯＳを導入するモチベーションがあるはずです。私もそれを応援したい気持ちがあり、大学教育上のニーズとも一致していることから、医工連携という枠組みの中でデジタルヘルスや医師の起業について講義をしています。

一方、開業して数十年になるような60代、70代の医師などからすれば、ＯＳをアップデートするニーズはあまりないのかもしれません。それは、自分がやりたいと思う医療を既に提供できており、自分の提供する医療に対してＯＳをアップデートする必要がない（かもしれない）ためです。例えば、オンライン診療一つをとっても、全て在宅医療で対応できている医師からすれば、必要のない選択肢なのです。誰もが新しい医療を取り入れる必要はなく、医師が自分の理想の医療の姿を考えた上で、ＯＳをアップデートする必要があるかどうかを踏まえて選択すればいいわけです。「ＯＳをアップデートするのが良いことで、しないのが悪いことだ」というような単純な話ではありません。

では、医学部で教鞭をとる大学教員ではどうでしょうか。若い医師や医学生は、大学教員による教育を受けて育成されます。その教育を担う医師のＯＳが古いままだと、若い医師や医学生にも古いＯＳの教えが伝わってしまうでしょう。医学教育の世界では、最初に「自分が受けた教育を学生にそのまま伝えること」を良くない教育の例として学びますが、実際のところは昔と変わらないような医学教育が行われている例は少なくないでしょう。一方、デジタルヘルスや医師の起業などに関する講義を用意したり、インターンシップを積極的に導入している大学もあり、教育におけるＯＳのアップデートには大学によって温度差がある印象です。

医療4.0（新医療1.0）が効果的に機能するためには、医療提供の担い手である医師のＯＳをアップデートする必要がありますが、それを確実に実行に移すためには、医学生や若い医師へ教育を行う医学教育者から率先してＯＳをアップデートすることが不可欠です。そして、ここまで医師を例に説明してきましたが、医師に限らず看護師、薬剤師、理学療法士など各医療職についても同じことがいえます。医療者全体のＯＳアップデートは、真の意味で「医療4.0」を実現する上での鍵となるでしょう。

２０３０年に向けて社会と医療はどう変わるか

第２章で「２０３０年にはオンライン診療が中心となって、対面診療の方が特別になる」という予想を述べました。厳密に２０３０年に起こるのかどうかは正直なところ分からず、実現は２０３５年や２０４０年になってしまう可能性はありますが、いずれにしてもオンラ

図 27　医療業界のデジタル化の進展予想

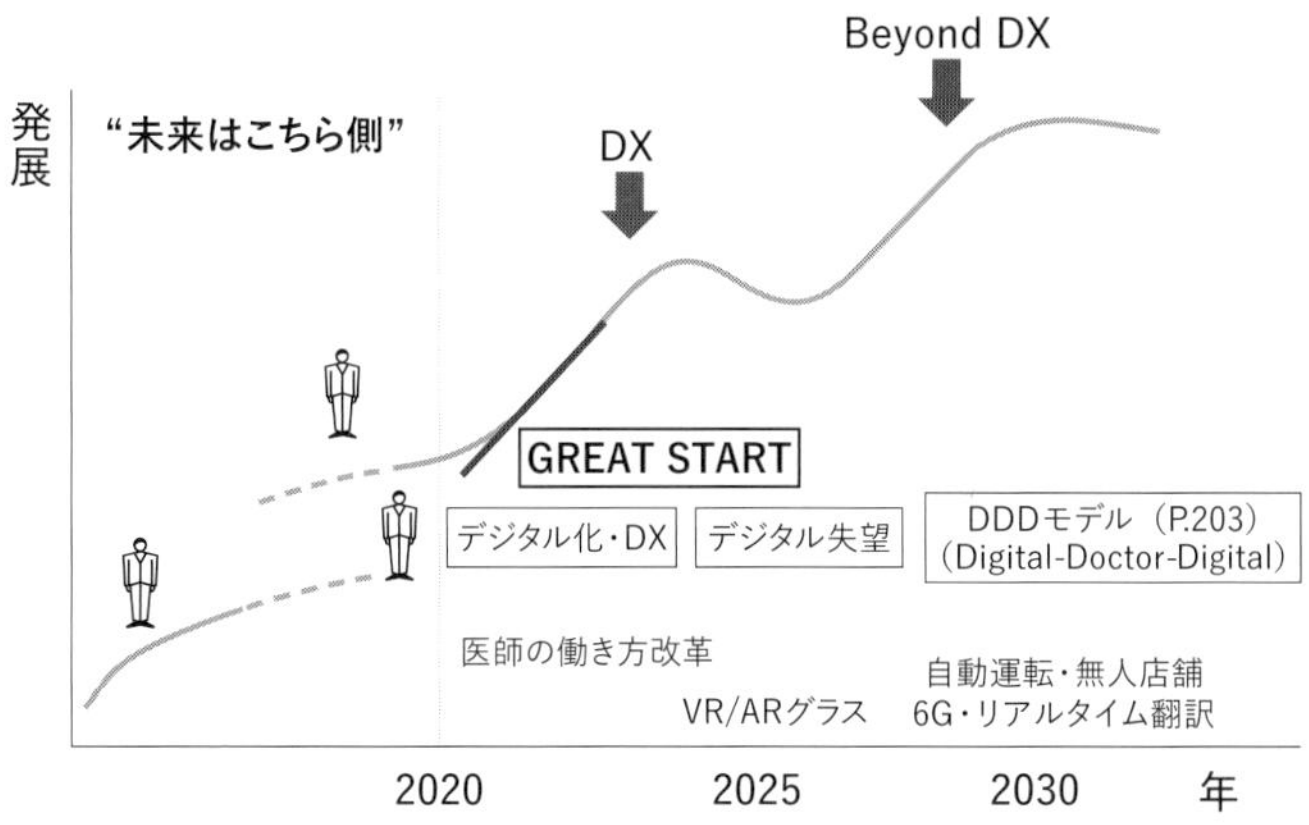

インでの医療提供が中心的な位置を占める流れは加速するはずです。このため医療機関は、既存の医療提供に最適化された形から「トランスフォーメーション（変革）」することを迫られます。例えば、オンライン診療が中心になれば、医療機関の待合室には今ほどの座席数は必要なくなるでしょう。医師の勤務形態は今よりももっと柔軟になり、常勤でも非常勤でも、そしてそれ以外の形態の医師でも、その医師がやりたいことを応援する形で、医療機関がその場所を提供する役割を担うようになると考えています。

図27は医療業界におけるデジタル化の進み方を予想したものです。私はこれまで講演などで、「**未来はこちら側**」というキャッチコ

ピーを使いながら、「２０１５～１９年は時代が切り替わるフェーズで、新旧の価値観が混在する時代」、そして「２０２０年を境に新しい時代が始まる」という話をしてきました。その先の進み方としては、２０２２～２５年頃と２０２８～３０年頃に、大きく２つの山（ピーク）が生じると考えています。１つ目の山において、デジタル化が思ったように進まなかった領域や、過剰なデジタル化が進んだ領域ではある種の「失望」が生じて、一時的な停滞期に入る可能性がありますが、２つ目の山でデジタル化の波は否応なく進み、ＤＸに続く「Beyond DX」が起こると考えています（後述）。

２０２５年までと２０３０年までの二峰性の変化が起こると考えているのには、２つの理由があります。１つは環境の変化によるものです。新型コロナウイルスのパンデミックによって、社会は急激なデジタル化を余儀なくされました。未来のデジタル化の進化を先取りしたと言っていいでしょう。社会のデジタル化・ＤＸが医療業界にも広がり、遅れていた医療業界のデジタル化・ＤＸが進むはずです。ただ、それは「行き過ぎ」の側面もはらんでいます。「デジタル化を求めていない人にもデジタル化を強要する」という、行き過ぎたデジタル化によって「デジタル失望」が起こると考えており、これが２０２５年頃の進化の谷を生むことになるでしょう。また、デジタル化・ＤＸの急速な進展自体が医療現場に大きな混乱を引き起こす時期だとも考えています。本当の意味でのデジタル化・DXは、2026年以降の「Beyond DX」として実現されると予想しています。

もう1つの理由は、この2つのタイミングで、医師をはじめとする医療者の事業参入が増えると予想しているためです。2022~25年までの山は新型コロナウイルスの影響によるもの、2028~30年の山は2024年から本格的に始まる「医師の働き方改革」の影響によるものです。新型コロナウイルスの影響で臨床現場を離れた医師や、医師の働き方改革による時間外労働時間上限規制のために医療機関での勤務時間が減った医師が、会社を起業して労働基準法が適用されない形で仕事をしたり、事業開発に関わる場面が増えていくでしょう。2024年以降、あらゆる医師が臨床・研究現場の知見を活用しながら事業開発に何らかの形で携わる、「**医師30万人総事業開発時代**」がやがて到来すると考えています。

誰もが医療・ヘルスケア領域の事業開発に関わる可能性がある時代に向けて、社会には具体的にどのような変化が起こるのでしょうか。これより先はなかなか展望が難しい領域ですが、個人的な妄想も交えながら、ワクワクするような未来予想を紹介していきます。

（1）既存の価値観が崩れる

第4次産業革命のテクノロジーが普及し始め、さらにはコロナ禍を経験したことで、従来は価値があると思われていたものの価値が揺らぎ、これまでの価値観が通用しなくなるというパラダイムシフトが起こりつつあります。歴史における「時代の変わり目」を振り返ると、例えば江戸時代までは着物に草履を履き、腰には刀を差していた武士が、明治維新という大きな変革を経た後は、洋服を着て靴を履くようになりました。最近の身近な例では、コロナ禍でリモートワークの機会が増えたことで、都心など会社に近い場所に住むことの価値が相対的に下がり、代わって郊外などの広い家で暮らす価値が上がっているように感じます。

明治時代、多数の会社の設立に関与した「日本の資本主義の父」、渋沢栄一は『論語と算盤』という著書で、「道徳（論語）」と「利潤追求（算盤）」は両立できることを示しました。これを「医療」にも当てはめて「**医療と算盤**」のように考えることで、医療とビジネスを両立させるのが、これからの時代の医療者に求められるスタイルになるのではないでしょうか。

例えば、これまで美容医療は狭義の「健康」には直結せず、利潤を追求する医師が好んで参入するようにみられる風潮がありました。しかし、リモートワークの普及により、オンライン会議などでかえって自分の顔を見る機会が増えたことで、美容への関心が高まるかもしれません。また、予防医療が今よりも普及し、生命に関わる病気になる人が相対的に減少することで、「人生を豊かにする」という意味で「健康」を捉える考え方が広がり、美容医療への見方は変わってくると考えられます。私は、これからますます美容医療は広まると考えており、具体的には各診療科の保険診療を行うクリニックが、美容医療の標榜も始めるといった現象が見られるようになると予想しています。

こうした変化を受けて、全員の価値観がアップデートされるわけではなく、「前時代的な価値観の層」と、「新時代的な価値観の層」に大きく二分されると考えています。こうした流れは既に始まっており、例えば世界的に女性のエンパワーメントが掲げられているご時世に、女性蔑視発言で要職を辞任した事例がありました。これは単なる失言ではなく、「価値観がアップデートできていなかった」というところに問題の本質があります。二分された価値観の間で、分断が広がる可能性もありますが、時間の経過とともに新時代的な価値観の方が主流になるのは間違いありません。

(2)「多様性」の時代

「**多様性（ダイバーシティ）**」を認めるという価値観の変化は、既に多くの方々が感じていることと思います。これがさらに進めば、人を性別や国籍で分けるような考え方は風化し、より実力主義の傾向が強まると考えています。

これまで会社員（サラリーマン）は、会社のルールに沿って社会生活を営んできました。多様性の考え方が浸透することで、単一のルールで会社の構成員全てを内包することは難しくなり、会社の側が社員それぞれの個性に合わせることが求められるようになります。今はまだ「女性が働きやすい環境を整える」といった段階ですが、多様性の考え方が深く浸透すれば、誰も性別などの属性に関係なく適材適所で働き、能力によって評価される時代になるでしょう。「自分が何をしたいのか（自分軸）」を一人ひとりが明確に意識し、行動することが求められます。逆に、誰かのルール（社会軸）にただ従って、「右へならえ」のような思考をする人は評価されなくなり、必然的に激減することになるでしょう。個人の貢献やクリエーターの力が可視化される流れも強まるはずです。ブロックチェーン技術を基盤としたWeb3.0の盛り上がりはこの流れに乗るものであり、新たな価値観への転換を感じます。

社会における象徴的な変化としては、「**ペルソナ**」の多様化が挙げられます。ペルソナとはもともと、古典劇の役者が用いた「仮面」の意味ですが、転じて人間の外的側面を指すようになりました。マーケティングの世界では、架空のユーザー像という意味で用いられます。

実世界の生活、例えば会社と自宅とでは、1人のペルソナにはそこまで大きな差は生まれません。しかし、SNSの発達により、リアルでのペルソナとSNS上のペルソナという複数のペルソナを持つようになりました。今後はこのペルソナの数がさらに増え、メタバース（後述）などを筆頭に、異なる社会を生きる色々な自分を楽しむことが普通になるでしょう。これは単にSNSの種類が増えるからということだけではなく、例えば、働いてお金を稼ぐ社会的なペルソナと、プライベートを満喫するペルソナとが明確に分かれるといった変化も考えられます。

なお、これまではマスを対象とした巨大ポータル・プラットフォームが、世界中で大きな影響力を持っていました。しかし、価値観の多様化・細分化とともに、マスを対象としたサービスの勢いは衰え、代わりに個人の細かなニーズに応えられるサービスが増えていくと考えています。第2章で医療の「個別化」というトレンドを紹介しましたが、2030年に向けては、集団全体に対する従来のアプローチから、個人ごとに最適化された医療を提供する「個別化医療」への転換も大きく進展することになるでしょう。

（3）モノと情報の「シェア」

多様性の時代がサービスの形態に大きな影響を及ぼしている例が、「モノを持つ」という考え方に関わるものです。既に、モノを「所有する」のではなく、「シェアする」ことを前提としたサービスが普及し始めています。例えば、自動車を購入して保有するのではなく、カーシェアなどのサービスで共有するという形態は、今やごく一般的なものになりました。日本最大の企業であるトヨタ自動車が、KINTOというサブスクリプションサービスを開始したのは象徴的な出来事でした。

コロナ禍でホテル業界の売上が落ち込む中、老舗の帝国ホテルが30泊の長期滞在プランを開始し、予約開始後すぐ完売となったことも大きな話題になりました。他の有名ホテルでも同様のサービスの導入が始まっています。他にも、多拠点に定額で「住み放題」となるサブスクリプション型の住宅サービスも、既に複数のサービスが提供されています。「住まいのサブスクリプション化」は今後ますます広がり、定住しない生活もごく一般的なスタイルになるでしょう。

そもそも、「モノを持つこと＝良いこと」とは限りません。大抵の場合、モノを持つには費用がかかりますし、手放すときにもコストが生じます。また、ずっと持ち続けるとしても、維持するためのコストがかかります。車や家に限らず、身の回りの不要なモノを減らし、必要最小限のモノだけで暮らす「ミニマリスト」としての生き方を選ぶ人は、これからますます増えていくでしょう。

モノだけでなく、各自の経験や知見をシェアするプラットフォームやサービスも増えています。例えば、ソフトウェア開発のプラットフォームであるGitHubでは、プログラマーが自身で開発したソースコードを共有し、他のメンバーがそのコードをレビューしたりバグ管理を行ったりすることで、知識や技術力がシェアされています。こうしたサービスは、「財産のシェア意識の拡張」といえるでしょう。知識や情報のような形のないものであっても、個人（I）ではなく皆（We）で所有するという考え方です。

モノだけでなく情報までもがシェアされる世界になれば、個人が持つ情報の質や量だけでなく、その人がどのようなヒューマンスキルやコミュニケーションスキルを持っているかが重視されるようになるでしょう。これは医療の世界も例外ではありません。医学的知識や情報の共有が進み、デジタルテクノロジーを活用したヘルスケアが普及していく中で、人間の医師に求められる能力は、共有知やテクノロジーでは代替できない「人」としてのスキル、ひいては人間的魅力ということになるかもしれません。

（4）「病気」という概念の変化

医療の世界における大きな価値観の変化として、「病気」という概念の変化が挙げられます。「『病気』の反対は何か？」という問いに対して、多くの人は「健康」と答えるでしょう。しかし、平均寿命がますます長くなり、高齢化が進展する時代においては、何らかの病気を抱える人の割合は高まります。これからの時代は、「病気があるけれども健康」という考え方なしには、個人も社会全体も立ちゆかなくなるでしょう。ここでいう「健康」は、「ウェルビーイング（well-being）」のことを指します。肉体的にも、精神的にも、社会的にも満たされている状態のことで、病気の有無は関係ありません。病気と共存しながら、より良く生きる方法が探求されるようになるはずです。

また、どこからが「病気」なのかという境界も曖昧になっていくでしょう。現時点でも早期診断の重要性は広く認識されていますが、これは医療機関などで測定する検査データから、病気の早期診断を目指すというものです。今後はさらに、デジタルテクノロジーを活用することで、より早期からの疾患発見が当たり前になっていくでしょう。

ウェアラブルデバイスなどの普及により、食事や運動などのデータ、さらには会話、目の動き（視線）、歯の磨き方など日常生活のあらゆるデータを、本人が意識しないままに収集できるようになります。それらのデータを医療者がオンラインでモニタリングしたり、ＡＩによる自動解析を行うことで、病気が疑われる症状に対してアラートを出したり、適切な食事・運動を促すアドバイスを出したりすることも可能になります。

多様な生体の状態を捉えたデジタルデータを蓄積していくことで、ゆくゆくは病気などの兆候を超早期に発見できる「デジタルバイオマーカー」を見つけられる可能性もあります。採血など侵襲性の高い検査は、非接触型の検査や非侵襲のデジタルバイオマーカーに置き換えられていくでしょう。早期の疾患発見を突き詰めていけば、それは病気の「予防」とほとんど同じものになります。病気の予防と発見の境界ははっきりしなくなると考えられます。

ＰＨＲ（Personal Health Record）によって人々が主体的に医療に関わりやすくなり、セルフケアが普及するという展望は第3章で触れました。自身の病気を疑った際には、医療者とのオンライン医療相談やＡＩによる問診が広く活用されるようになるでしょう。さらに、ＯＴＣ医薬品だけでなく医療用医薬品の一部を零売薬局で購入することが一般的になれば、現状のように不調時に医療機関を受診するという対応だけでなく、医療機関の受診前に個々人が対処できる幅が広がると考えられます。

　また、デジタルテクノロジーによって日々の生活をモニタリングする中で、健康状態や食事・運動、さらには居住環境に関するアドバイスなど、「生活」や「習慣」を包含した介入が一般的になることで、ＰＨＲをより拡張した概念として、個人の健康状態だけでなく生活習慣全体を記録し連携する「ＰＬＲ（Personal Life Repository）」といった考え方が広まるかもしれません。

２０４０年に向けた医療の展望

　２０３０年以降の予想となると、もはやほとんど妄想の領域になってしまいますが、私は医療の世界の展望として、（１）**Beyond DX**、（２）**宇宙医学**、（３）**精神と肉体の分離**――という３つのトレンドがあると考えています。

（1）DDDモデルによるBeyond DX

　２０３０年代には、より「患者中心」の医療が定着しているはずです。血液や尿から病気の発見や進行を調べる「バイオマーカー」だけでなく、睡眠時間、活動量、目の動き、脳波、

図 28　DDD モデルによる Beyond DX

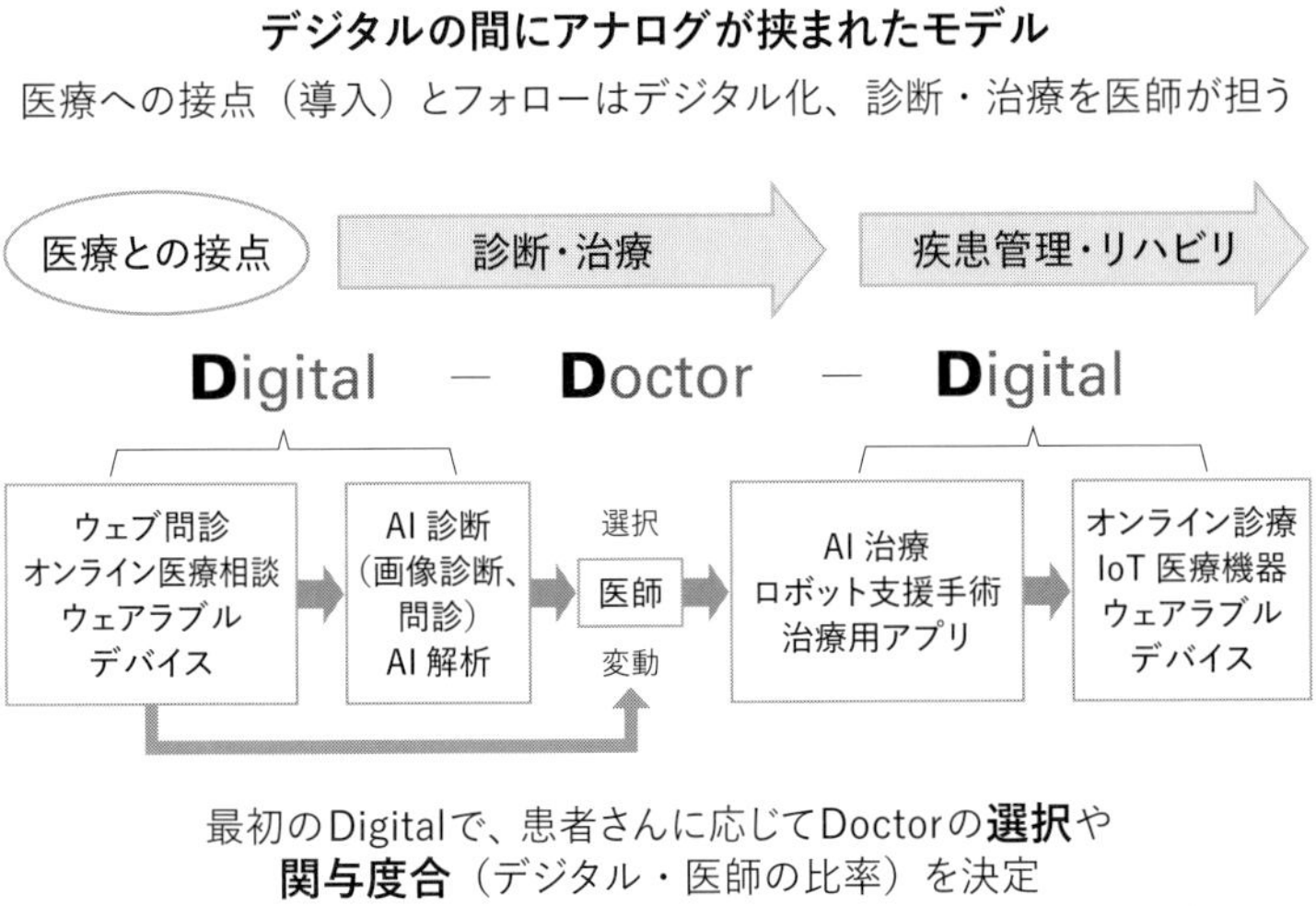

歩行速度などの日常生活データを解析することで疾患を発見する「デジタルバイオマーカー」が、日常的に使用される時代になっているでしょう。さらには、今は「見えないもの」を可視化する研究が進み、例えばウェアラブルデバイスのデータを用いて「心」の情報を定量化し、生活の質の向上や病気の治療に役立てられるようになっているかもしれません。

今後、患者自身による病気の予防やモニタリングが一般的になり、自身で主体的に医療への関わり方を選択するようになることで、医師・患者間の情報格差が小さくなり、医療情報の透明性が高まります。こうした変化には医療現場のデジタルトランスフォーメーション（ＤＸ）が欠かせませんが、２０３０年代にはさらに、ＤＸに続く「**ビヨンド・デジタルトランスフォーメーション**」（**Beyond DX**）が起こると予想しています。

このBeyond DXのあり方として、私は「**ＤＤＤ（Digital-Doctor-Digital）モデル**」（図**28**）という形が最適だと考えています。これは患者さんの状態に応じて、人（医師）がどの程度介在するかを個別化しながら、医療を提供するという考え方です。医療との最初の接点（導入）は、ＡＩによる問診などデジタルテクノロジーが担います。そこでＡＩが患者の状態を解析して、医師がどの程度介在するかを判断します。患者のデータを用いた説明や診断、治療は、多くの場合人間の医師が行います。治療の伴走者としての役割や、コーチングを担うこともあるでしょう。治療後のフォローアップや薬の配送・管理などには、再びデジタルテクノロジーを活用します。

患者さんの状態によっては、治療も含めて完全にデジタル化することが可能な場合もあるでしょうが、診察や診断、手術を完全にデジタル化するのは、２０３０年代においてもまだ難しいと考えており、医療とデジタルの最適な融合の形を模索する中で、このＤＤＤモデルに至りました。

ちなみにBeyond DXの未来像は、日本のような先進国よりも先に、今は新興国と呼ばれているような国々で先に実現するかもしれません。「**リープフロッグ**（leapfrog）」という言葉があります。直訳すれば「カエル跳び」、日本でいうところの「馬跳び」です。ある技術やインフラなどが、新興国において先進国よりも速いスピードで発展し、普及していく現象のことです。一見、既に高い技術力を持っている先進国の方が新規開発も有利に進められそうですが、既存の制度・インフラが成熟しているがために、かえって革新的な技術を実装しづらい側面があります。

前述の無人クリニックの取り組みは中国で先行して実用化されましたが、これもリープフロッグの一つだと考えられます。今後はアフリカなどでも同様の現象が起こるかもしれません。これまで、ＧＡＦＡのような既存のプラットフォーマーが中国のリープフロッグを恐れていましたが、今度は中国がアフリカのリープフロッグに追われるフェーズに突入するでしょう。そして私は、日本にも希望を持っています。日本の医療業界の旧態依然としたシステムは、リープフロッグにはもってこいなのです。国が一丸となって新しい医療の姿を考え、実践できれば、一気に革新的なシステムを導入し、日本を世界一の医療先進国にすることもできるはずです。こうなれば、これまで日本の医療業界でデジタル化が進んでいなかったことを、逆に良かったと思える日が来るかもしれません。

(2) 宇宙医学の普及

２０２１年、ＺＯＺＯ創業者の前澤友作氏が12日間の宇宙旅行を行い、大変な話題を呼びました。実際、アメリカのSpaceXやヴァージン・ギャラクティック、ブルーオリジンなどが、宇宙旅行ビジネスを既に展開しています。現時点で宇宙旅行には１人当たり数千万円以上の費用がかかりますが、宇宙航空技術の進歩により２０３０年代以降は、一般人にも宇宙旅行が身近なものになる時代が到来すると考えています。宇宙旅行といっても、当面は国際宇宙ステーションのある地球周回軌道くらいの距離感ですが、さらに将来的には、世界的な人口増加と環境負荷増大の課題を解決するべく、人類を月や火星などに移民させる計画も進むでしょう。

宇宙旅行が一般的なものになると、無重力や閉鎖空間など宇宙特有の環境によって生じる症状、いわゆる「宇宙病」への対応が求められるようになるでしょう。宇宙環境での医学的・健康学的課題を解決するための「**宇宙医学**」は、今はまだごく少数の宇宙飛行士への対応として研究されていますが、今後は一般市民にも身近なものになるはずです。

宇宙医学に関するサービスやソリューションも開発されるでしょう。生体を宇宙環境に適応させるべく、人体と機械を融合させる技術の開発も進むはずです。生体状態を管理する埋め込み型のチップや、宇宙での活動を可能にするサイボーグ化のような技術が生まれるかもしれません。こうした機器は生体とは相いれないように思えるかもしれませんが、いずれは眼鏡やコンタクトレンズのように、医療機器であることを意識しないような存在になるのではないでしょうか。こうした技術の開発においては、医療と工学の両方の視点を持つ**医工学**診療の専門家が活躍していくでしょう。

(3) 精神と肉体の分離

医工学的な技術の進歩により、病気になって体の一部を失っても、義手や義足のようにその部分を「義体化」するようになることも一般的になるでしょう。機能的な回復だけではなく、心など「目に見えない」領域にも踏み込めるようになる可能性もあります。例えば、ウェアラブルデバイスなどで取得した脳のデータを義体に復元させれば、その人のアイデンティティーを持つ義体を実現できるかもしれません。人の脳から記憶をコピーし、それをリアルタイムに義体に保管する技術が開発されれば、人は「忘れること」から解放されることになります。医療によるアプローチの対象として、目に見えない、形を持たないものがクローズアップされていく時代が訪れると考えています。

こうしたトレンドは、「**精神と肉体の分離**」を加速させることにつながるでしょう。既に「**メタバース**（Metaverse）」という言葉が注目されています。「meta（超）」と「universe（宇宙）」を組み合わせた造語で、３次元の仮想空間（バーチャル空間）を意味します。メタバースの中では、実世界とは全く異なる人間として活動できます。ペルソナの使い分けが進むことは先にも述べましたが、これがさらに拡張され、メタバースの中で様々な人生を何度も経験し、疑似的な輪廻転生をすることさえ可能になるはずです。

２０４０年代にはこのような流れの延長線上で、人間の本質は心（データ）であるという考えが主流になると考えています。人間は、環境の中で意識的・無意識的に積み上げてきたデータの集合体であると捉えられるようになり、いよいよ精神が肉体から解き放たれる時代が到来するのではないでしょうか。

「２０４０年の医療」など、いくら予想したところでそうそう当たらないでしょう。しかし、「どのような未来を創りたいか」を考えることなしには、「期待する未来」など訪れることはないと思っています。ここまでご紹介した展望は、「２０２２年にこの本を執筆した時点」

での私の考えです。この本を読んでいただいている時点で、執筆した時点とは既に考えが変わっているかもしれません。それでもいいのです。２０３０年も、２０４０年も、「誰かが考えた未来」が現実になっているはずです。私は積極的に未来を考えていきたいと思っています。未来は必ず誰かの妄想から始まっています。

第5章

「医療4.0」の実践

～どのように製品・サービスを生み出すか～

ここからは、第４次産業革命の時代、医療4.0（新医療1.0）を「実践」する上で必要になる視点や考え方、「これからのヘルステック戦略」を２章に分けてご紹介します。まず第５章では、どのように製品・サービスを開発すべきなのか、実戦的な戦略を解説します。

医療現場のデジタル化を進めるには

２０２４年以降は「医師30万人総事業開発時代」が訪れる可能性があると第４章で触れました。そのような話をすると、「医療現場のデジタル化はどのように進んでいくのか」とよく聞かれます。私はこうした際には、まず循環器内科や眼科の先行しているデジタル化の取り組みを紹介しています。

循環器内科は、脈拍や血圧の測定、心電図など、人間の生理的な情報をデジタルデータに変換して活用している診療科です。Apple Watch の心電図アプリをはじめ、ウェアラブルデバイスなどを活用した診療との親和性が非常に高い領域といえるでしょう。また、長い歴史を持つペースメーカーは、体内に埋め込んで人間の生理機能をサポートする医療機器です。糖尿病領域では、第３章で取り上げた FreeStyle リブレのように、身体と融合した医療機器が登場したばかりですが、循環器内科領域ではペースメーカーがこれよりも数十年前から、身体と融合したデジタル機器として活用され始めていたわけです。

次に眼科は、既にデジタル化が診察のスタイルにまで影響を与えている診療科だと考えています。通常の内科診療では、予備問診や血圧測定などは医師の診察前に行いますが、基本的には視診、聴診、打診、触診といった身体診察を診察室で医師が行ってから診断します。これに対し眼科診療では、問診票への記入後、国家資格保持者である視能訓練士が視力検査、眼圧検査、視野検査、眼底写真撮影など様々な検査を行い、その後に眼科医が診察します。他の診療科とは異なり、各検査結果は診察前の時点で、電子カルテ上にデジタルデータとして送られるため、医師が患者さんに対面する前に、デジタルデータと問診結果から大体の診断をつけられるのです。事前に診断の「当たり」をつけておき、対面したときに気になっている内容を聞いたり、自分の目で診察して確認することで確定診断に至ります。デジタル化によって、患者さんが診察室に入る前に診断に近づけるようになっているのです。

このようにデジタル化が先行している診療科に加えて、今後、デジタル化が進むと面白いという点で私が注目しているのは、精神科の領域です。もともと診察の主要な部分を問診が占める精神科領域は、世界的にオンライン診療が広く用いられています。また将来的には、心の状態などもデジタル化により定量的に表現できるようになると期待されます。オンライン診療による問診とデジタルテクノロジーによる生体状態の分析を組み合わせるなど、デジタル診療における精神科のこれからの進化は、とても楽しみなものになるでしょう。

行政任せではいけない

このような医療現場のデジタル化について医師と話をすると、「厚生労働省がイニシアチブをとってデジタル政策を進めてくれないと変わらない」「行政がしっかりしてくれないと」といった声や、最近では「デジタル庁が頑張ってくれることを期待している」という声をよく聞きます。こう考える気持ちはよく分かりますが、私は行政任せではいけないと考えています。私自身、「行政が主導して日本の医療・ヘルスケア業界のグランドデザインを決め、進めてほしい」と思ってはいますが、これは構造的にも、また実務上も難しいことだと考えているからです。私がこのことを強く感じた、厚生労働省（厚労省）出向時代のエピソードをご紹介します。

（1）突然の出向辞令

私は約10年、眼科専門医として病院で手術を中心とした診療を行っていました。２０１６年に医局と大学からの推薦で、厚労省の医政局研究開発振興課治験推進室という部署に室長補佐として出向することになりました。出向前までは大学院の3年生でもあり、外来診療や手術など臨床現場に携わりながら、京都大学医学部医学教育推進センターで医学教育プログラムの開発と評価を専門として研究を行っていました。同時に、京都大学で新しい取り組みとして始まっていた、医療現場の指導医を対象とした教育プログラムの講師も務めていました。こうした活動が「社会的」だと思われたのか、大学院の在学中に突然、厚労省出向を打診されたのです。悩みに悩んだ末、「社会を健康にする取り組みのグランドデザインに関われるかもしれない」と思い、出向を決心しました。

（2）研究開発の基盤整備に奮闘

研究開発振興課は、日本の医薬品や医療機器、再生医療等製品などの研究や開発に関する業務を担当しています。中でも私は、医療法で規定された臨床研究中核病院の整備、臨床研究法の立案、日本医療研究開発機構（ＡＭＥＤ）との事業に関わる業務など、研究開発の基盤整備に携わりました。

当時は、本庶佑の発見が基になったオプジーボ（一般名ニボルマブ）など、日本のアカデミアが深く関与した製品であっても、開発の段階でその拠点が海外に移ってしまう状況に危機感を持っていました。どうすれば日本の開発環境を改善できるのか、自分なりに考えたり、厚労省の有識者の方々に意見を伺う毎日を過ごしました。もちろん、出向したばかりの私がいきなりこのような大きな課題を解決できるはずもないので、同僚や先輩・後輩に相談しながら、それだけを日々考え続けていました。

「それだけを考えていた」というのはまさに文字通りで、当時は（今は違いますが）厚労省で働く医師（医系技官）には、副業が認められていませんでした。医師として現場に立つこともできず、早朝から終電までずっと厚労省の仕事をしていました。

（3）初の政策立案で感じた「所管」という大きな壁

厚労省に勤務し始めて1年ほどたった頃、省内で自分の政策を立案できる機会に恵まれました。「厚労省という、社会全体を変える力を持つ立場から医療を良くしたい、社会を健康にしたい」と思っていたので、必死で取り組みました。厚労省には本当に優秀な方々がたくさんいます。自分だからこそ立案できる政策とは何なのかと悩む中で、自分の強みは企業・ベンチャーとの製品やサービスの開発を行っていた経験なのではないかと考えました。そこで、医薬品や医療機器、再生医療等製品だけでなく、もっと幅広く、医療者が事業開発できるようにしたいと思い至りました。

前提として、自分がそのとき在籍している課室に関係した政策しか立案できません。仮に子どもやその親のための政策を立案したいと思っていても、それは厚労省の子ども家庭局にいなければ、立案を進めるのが難しいのです。もし研究開発振興を担当している私が、子どものための政策を立案するなら、「子どもや妊婦・経産婦への臨床研究や治験の環境を改善する政策」のように考えなければなりません。中央省庁では「所管」という、部署の担当範囲が明確に定められています。

そうした事情を理解した上で、「医療者が事業開発できるようにしたい」という視点で私が最初に立案した政策案は、「大学病院などの医療機関で働く医療者が、医療現場で求められる製品やサービスを、大学発ベンチャーとして開発できる環境を整備する」というものでした。2015~16年当時は「大学発ベンチャー」が一つのトレンドになっていたこともあり、医療現場のニーズを強く感じられる医療者が大学発ベンチャーを立ち上げることができれば、良い製品やサービスの開発につながると思っていました。

ただ、この案がこれ以上進むことはありませんでした。大学発ベンチャーは「大学」と付いているように、文部科学省が所管だという視点が私には抜け落ちていたのです。この経験は行政の「所管」を改めて強く意識する経験となりました。

(4) ぶっとんだ政策はできない

この後、私が提出した案はこのように変わりました。「大学病院などの医療機関で働く医療者が、医療現場で求められる製品やサービスを『医療機関内ベンチャー』として開発できる環境を整備する」。「医療機関内ベンチャー」は耳慣れない言葉かもしれません。実は、私の造語です。大企業に「社内ベンチャー」があるのと同様に、医療機関には「医療機関内ベンチャー」があってもいいという考えから作った概念でした。厚労省として、所管外の「大学」には干渉できませんが、医療機関なら厚労省所管の本丸だと思っていたためです。

しかし、「医療機関の新しい収益源として、医療機関内ベンチャーへの投資もできるようにする」というようなアグレッシブな案も入れていたためか、当初は全くＯＫが出ませんでした。多くの関係者と話を進め、現在進行中の政策との調整をしていく中で、私の「医療現場で働く医療者が、自らが感じるニーズをベンチャーとして形にできる環境を整備したい」という思いがこもった政策は、「臨床研究中核病院の中に医療ベンチャー支援窓口を設ける」という形に落ち着きました。「臨床研究中核病院の数×職員の人件費」に相当する予算を獲得して、「医療技術実用化総合促進事業」というパッケージの事業の中に織り込むことになったのです。省内外の多くの方々と調整を行い、ようやく一つの政策を立案することができました。もちろん自分だけの力では進められたわけではなく、厚労省の上司や同僚の多大なる支援（というより見るに見かねて手伝ってもらったこと）のおかげでここまでたどり着けました。

この「ベンチャー支援窓口」は、医療機関内の医療者が自分の感じたニーズをベンチャーとして始めるための相談に応えるだけでなく、医療系ベンチャーが病院との接点を持てるようにしたり、臨床研究や治験などで困るような問題をコンサルテーションできたりする窓口として、現在も予算がつけられて実施されています。毎年、継続しているかどうか厚労省の政策一覧を見て確認していますが、この政策が今も続いているのを見ると本当にやってよかったと思いますし、自分が厚労省に在籍していた成果として政策が残っているのはうれしい限りです。

ただ、ここでお伝えしたいのは、政策を立案することは、(自分が官僚として未熟だったのはもちろんあるのですが)とても多くの人が関わり、様々な調整が必要で、本当に大変な作業になるということです。とっぴな政策であれば、動き出すことすらかなわないのだと感じました。ですから、行政として素早く物事を進めることは難しいのです。

(5)「民業圧迫」というもう一つの大きな壁

もう一つ、自分が政策を立案しようとしていた際に教えてもらったキーワードが、「民業圧迫」です。行政が民間と同じような事業を始めると、民間企業に不利な競争を強いられるという意味です。

例えば、仮に厚労省が今、公的なオンライン診療システムを開発して医療機関で使えるようにしたら、「民業圧迫」だと言われるのではないかと考えています。既にオンライン診療システムを開発している民間企業が多数ある中で、厚労省がシステムを開発してしまうと、医療機関としては診療報酬やその要件の観点で、厚労省が提供するシステムでないと不利になるのではないかと邪推して、厚労省のシステムを選択するところがほとんどになるでしょう。すると、オンライン診療システムを開発した民間企業の経営を、行政が圧迫してしまうことになるのです。こうした構造を知り、私は行政でできることには制限があると知りました。そこで、「医療を良くする、社会を健康にする」手段として、ビジネスというアプローチを選ぶことにしました。

私が社会を健康にする手段として「ビジネス」を選んだワケ

私が臨床医をしながらビジネスと接点を持ち始めたのは、2013年頃のことでした。眼科の手術器具（加藤式チョッパー：白内障の手術器具）や、遠隔医療のサービス（眼科医と非眼科医をつなげるサービス「メミルちゃん」）を企業と一緒に開発したのが最初です。それ以前は臨床だけを行う一般的な眼科医だったのですが、新しい製品やサービスを開発した経験を通して、「社会に新たな価値あるものを創った」ことを実感しました。

「ビジネス」と聞くと、お金が絡むイメージから嫌悪感を抱く医師も少なくないのですが、私は「ビジネスは社会をより良くするもの」と、良い意味に捉えています。そもそもビジネスというのは、利用者がその金額以上の価値があると感じたときに初めてお金を支払うものだと思っています。例えば、1000円の買い物をするときは、その製品やサービスに

1000円以上を支払う価値があると思っているわけです。また、ビジネスは利用者の現状を改善できるものとも考えています。製品やサービスにお金を払うのは、困り事などがあって、何かを必要としているときです。製品やサービスが自分の現状をより良くしてくれると思って、前向きな気持ちでお金を支払うはずです。

つまり、医療・ヘルスケアのビジネスが成り立っているというのは、その製品やサービスにお金を出す人が、支払う金額以上の価値を感じていることになります。今まで応えられていなかったニーズに対して、何らかの解決策を提示できたからこそ、その製品やサービスに対してお金が支払われているわけです。少なくとも、その製品やサービスを買った人の困り事を解決したり、現状をより良くできているといえます。ビジネスは社会をより良いものにする前向きな取り組みなのです。

新規事業は「世の中に存在しないもの」でなくてもいい

医療・ヘルスケアの領域にはまだまだ解決されていない課題が多く、解決策があっても利用者に届いていないケースもあります。例えば、大都市である製品やサービスが提供されているからといって、もう同じような事業では参入できないというわけではありません。フードデリバリーのUber Eatsは、大都市圏から展開を始めており、地方ではサービスが展開されていないエリアもまだまだあります。仮にUber Eatsと同じようなサービスを提供するとしても、まだUber Eatsがサービスを開始していないもののフードデリバリーを求めている人がいる地域で自ら事業を始めることは、社会をより良くすることだと思っています。また、Uber Eatsと同じく大都市圏で、menuや出前館、DiDi Foodなどのように、Uber Eats以外のフードデリバリーサービスがあるということは、Uber Eatsだけでは解決できていない課題が存在し、それを解決する事業が求められているはずです。

新しく事業を始めるというと「世の中に存在しないもの」を提供しなければならないと考えがちですが、「世の中に存在しないもの」は新規事業全体のごく数%にすぎないと私は思っています。むしろ、ほとんどの新規事業は、既存の製品やサービスを改良しているものや、既存の製品・サービスではまだ残っている課題を解決するもの、使い心地（UX）をより良くしたものであり、それで良いのだと私は考えています。

重要なのは「ニーズドリブン」

世の中に存在しない革新的なものでなくても、人がお金を払おうと思うような製品やサービスを新たに生み出すことは、人々の健康に貢献する行為だと思います。製品・サービスを開発するときに何より重要なのは、「求められているものを創る（ニーズドリブン）」ということです。自分が作りやすい製品やサービスを事業化しようとしても、それを求める人がいなければ、それは事業ではなく趣味といった方がいいでしょう。特に、製品開発などでは機能に目が行きがちですが、本当に求められているのはその製品・サービスの「ベネフィット」です。例えば私は、デジタルカメラの画素数が１０００万画素から１２００万画素になっても、ほとんど魅力を感じません。機能の向上に伴うベネフィットを感じないためです。人はあくまでも、機能そのものではなくその機能が生み出すベネフィットにお金を払っているという視点を認識しておくべきでしょう。

また、開発した製品やサービスを持続的なものにするならば、「お金をもらう仕組み（マネタイズ）」も考えなければなりません。そもそも、事業化は課題解決の一つの手段でしかありません。目の前の課題を解決したいときは、自分のお金と時間をつぎこんで解決しても、利益を求めないNPO法人のような組織形態で解決を図ってもいいのです。実際、マネタイズが難しい領域の課題解決は、NPO法人が担っているケースも多くあります。

とはいえ、製品・サービスを提供し続けるのであれば、マネタイズは不可欠です。しっかりと「求められているもの」を創り、その対価として「お金」をもらうのが事業です。この大前提を踏まえてどのように事業を始め、育てていくのか、その考え方をご紹介します。

製品・サービス開発の4段階

まずは事業開発の全体像を押さえましょう。最初に、顧客の声を聞いて「課題」を発見します。それに沿って製品やサービス(プロダクト)を作り、市場に受け入れられている状態(PMF:プロダクト・マーケット・フィット)を達成します。事業が成長軌道に乗ってきたら、大きく資金調達をしつつ、人材の確保に努め、規模を大きく(スケール)していきます。などと文章にすると簡単なのですが、その過程の一つひとつが全て難しいのです。

私は、サービス開発を

Ⅰ　課題発見
Ⅱ　解決策の検討
Ⅲ　ＭＶＰ（Minimum Viable Product）と検証
Ⅳ　社会実装

という４段階で捉えています。

１つ目の課題発見では、アイデア出しのようなイメージで、どんどん案を出していきます。詳しくは後述しますが、方法としては実体験やヒアリング、流行しているものやプレスリリースを見る、最新事例を調査するなどがあります。

２つ目は解決策の検討ですが、解決すれば何でもいいわけではなく、それを実現していく中で競争市場における自社の優位性やその優位性の持続、そもそもなぜ自社（自分）がそれをやるのか、なぜ今それをやるのかについても深く探求していきます。

３つ目はＭＶＰとその検証です。ＭＶＰ（Minimum Viable Product）とは、顧客に価値を提供できる最小限のプロダクトを指します。完璧な製品・サービスでなく、顧客が抱える課題を解決する最小限のものを開発してみた上で検証するというイメージで、その解決策が医療現場や社会に受け入れられるのか、また医療制度や今後の医療政策の方向性に合致しているのか、そしてビジネスとして収益が上がるのかをチェックします。

最後に、社会実装して製品・サービスの質を磨き、医療機器の認可など規制がある場合はそれをクリアしていく必要があります。さらに、誰に対して売るのか、販売・提供価格、またどのように認知度を向上していくのか（広告・プロモーション）も大事になります。

以下では、これら4つのステップについて順を追って詳しく解説していきます。

Ⅰ　課題発見

課題発見の方法は、大きく3つあります。1つ目は既に何度か登場した「ニーズ」から考える方法、2つ目は「事例」から考える方法、最後は「未来にあるべきもの」から考える方法です。

（1）「ニーズ」から考える

ここまで本書では、医療・ヘルスケア業界のサービスをテクノロジーの観点から解説してきたので、「新しいテクノロジーを使って、どのようなサービスを作ろうか」と考えがちですが、必ずしも新しいテクノロジーにとらわれる必要はありません。私が医療・ヘルスケア業界における新規事業の相談をされるとき、ＡＩなどの最新テクノロジーを活用したいというものや、他業種で利用されているプロダクトやテクノロジーを持ってこようとするアイデアに頻繁に出合います。このケースの多くは、医療現場のニーズに合っていなかったり、法律に引っかかったりして実現が難しいことが少なくありません。

例えば、「自社で持っている◯◯のテクノロジーを生かしたプロダクトで、医療現場の××の部分を改善できるのではないだろうか」と考える企業の方もいますが、そもそもその改善を医療現場が求めていない場合はしばしばあります。サービス開発は、「このテクノロジーをどう使おう？」と考える「テクノロジードリブン」ではなく、解決したいニーズを起点とした「ニーズドリブン」で開発する方が安全です。テクノロジードリブンの場合は、「新しいテクノロジーを使って製品・サービスを作ったが、誰もそのプロダクトを欲しがらなかった」ということが、容易に起こり得るので注意が必要です。

また、医療現場にテクノロジーを導入しようとすると別の障壁もあります。診療所は全国に10万件あり大きな市場ですが、その多くはシニアの医師が運営しています。医師は、75歳でも就業率が50%ほどある高齢化した市場で、ITリテラシーが高くはないことが多い彼らが診療所の決済者です。そのため、単純に診療所の件数だけ見て大きな市場だと判断しても、導入まで進まないことが多いのです。東京の企業が全国展開を考えるのであれば、東京の現状だけを見て判断するのではなく、全国の医療現場のリアルを考えながらプロダクト開発を行う必要があります。

今では国民の約8割が使用しているLINEは、サービス開始当時でも既に「最新テクノロジー」ではありませんでした。チャットの技術自体はさらに以前からありましたが、スマホの爆発的な普及などの社会的背景とうまくマッチし、広く使われるようになりました。医療領域では、オンライン診療システムに使われているテレビ電話も、新しいテクノロジーが使用されているわけではありません。コンセプト自体はかなり前からあり、それが現在のニーズの高まりとともに使いやすい形で広がっています。UIやUXの面からも、説明書やガイダンスなしにサービスを利用できれば理想的です。本当に最新のテクノロジーだと使い方が分からないという人も出てきますが、枯れたテクノロジーであれば他の似たサービスに触れている経験があるので、何となく直感的に操作でき、継続につながるのです。

安易に最新テクノロジーを導入すると失敗する原因となります。では、いかにニーズを掘り起こすのか。私は、主に２つの方法があると考えています。

●自分の経験

1つ目はやはり「自分の経験」です。例えば私の場合、臨床医として働く中で感じた不満や課題は、何ものにも代え難い「現場の感覚」です。その課題に気付いた具体的な状況も合わせて記憶しているので、とても実感がこもっています。また、その中で自分しか知らない「勝ち筋」やエピソードがあれば、製品・サービスの「良い差別化」ができる可能性が高まります。自分自身が顧客の一人でもあるので、自分が使ってみてどう感じるかを確認することで、製品・サービスのブラッシュアップが簡単にできるという良さもあります。

●ヒアリング

前述のような自分の経験があれば手っ取り早いのですが、当然ニーズというのはそれだけではありません。自分の実体験にひも付かないニーズを掘り起こすのはどうすればよいのか。それが「ヒアリング」です。課題の当事者だと思える人や、自分が製品・サービスを開発したい領域の人に、課題や関連事項を深く聞いてニーズを探ります。このときのポイントは「追体験」で、聞き方がとても大切です。アンケートのように1項目ずつ淡々と聞くのではなく、その人がそのときどう思ったのか、どうしてそうしたのかなど、自分がその人になりきって困り事を追体験する感覚で聞けるとよいでしょう。どうして困っているのか、なぜ困っていると気付いたのか、どうして今ある手段でしかできないのかなど、状況や根拠、判断の理由などを中心に聞いていくと、自分自身が体験しなくても「課題」を追体験できます。

しかし、ここに落とし穴が潜んでいます。例えば、「〇〇のような製品（サービス）があったら欲しいですか？　使いますか？」と聞かれたら、「欲しい」と答えるかもしれません。しかし、このように「欲しい」と答えた人の中には「よく考えたら不要」であったり、「お金を出してまで欲しくはない」ということもあります。特に前者は、製品やサービスまで開発してから、「あなたが欲しいと言っていたあの製品（サービス）を開発しました！　買ってください！」と言っても、ほとんど買ってもらえません。こうなると、ニーズを探ろうとしたことが完全に裏目に出てしまいます。

この「欲しい」を分解して考えてみると、「絶対に欲しい（Must Have）」と「あったらいいかも（Nice to Have）」という2種類の「欲しい」があります。事業開発で抽出しなければならない「欲しい」は前者の「絶対に欲しい（Must Have）」です。「そんなことが分かったら苦労しない」と言われそうですが、だからこそユーザーにヒアリングを繰り返して、本人も言語化できていないニーズを検出することが大切なのです。

よく「革新的な製品やサービスはヒアリングからは見つからない」という人もいます。例えば「馬車が主流の時代にユーザーヒアリングをしても、『早く走る馬車が欲しい』という意見しか出ず、『エンジンがついた車が欲しい』という人はいない」という例え話があります。確かに馬車の時代に「どんな乗り物が欲しいですか？」と聞いても、ユーザーは馬車しか知らないわけですから、「早く走る馬車が欲しい」と答えるでしょう。しかし、ここで重要になるのが、ユーザーへのヒアリングを繰り返して、ユーザー自身も言語化できていないニーズを見つけ出すことです。最初の答えで満足するのではなく、「ユーザーはなぜ早く走る馬車が欲しいのか」を意識して聞くとどうでしょうか？　ユーザーはそもそも馬車に乗ってどこかに移動したい、そして「早く走る馬車」ということは「早く移動したい」という「本当のニーズ」があるからでしょう。

この言語化されていない本当のニーズを発見するためには、「何が欲しいですか?」と聞いて出てきた答えに対して、「なぜ?」「なぜ?」と繰り返し聞いてその要因や原因を深堀りしていく必要があります。最初の質問だけでは、多くのユーザーは「機能の向上（早い、安い、小さいなど）」をニーズとして答えてきます。しかしユーザーの答えのさらに奥、「なぜそう答えるのか」というところに本当のニーズがあります。

(2)「事例」から考える

2つ目の課題発見法は、「事例」から考える方法です。一口に事例といっても、既製品や他領域のビジネスモデル、最新事例など色々とあります。順に説明します。

●「既製品」から考える

既製品は、「既に売れている」ため、そこには確実に「誰かのニーズ」が存在します。既に売れているものから、「これは何で売れているんだろう?」と考えて、売れている理由を要素分解していきます。そして、その要素から逆にたどって課題を導き出します。導き出した課題から製品やサービスを開発するときは、その既製品から少し切り口を変えて、例えば小型化や効率化した製品・サービスを開発する、というのが一番分かりやすいアプローチです。その既製品が持っているシェアの一部を取りに行くという方法です。

この亜型として、既製品に対する「不満」を探すという方法もあります。私自身がよく行うのは、レビューサイトを見るという方法です。レビューサイトにはユーザーの「不満」がゴロゴロ転がっています。既製品から、それがまだ解決できていない課題を考えるのです。

例えばマッサージ器を開発するとしましょう。Amazonで「マッサージ器」と検索すると、既製品のマッサージ器に対して星（点数）やコメントが書かれています。そのコメントを読んでいくと、「△△が痛すぎる」などとわざわざ不満や不平を書いてくれているのです。もちろんそのコメントは一意見にすぎないわけですが、そこには確実に「誰かの不満」があり、既製品とある程度性能が同じでかつその「不満」を解消できるマッサージ器を開発したら、評価されるはずだと考えられるのです。

似たような方法に、製品の卸を担う人に聞くという手もあります。卸はその領域・製品の様々なメーカーの商品を扱っているので、各社の強み・弱みを熟知しています。その弱みを解消する商品ができたら喜んでもらえるユーザーがいるはず、という考えです。

◉「他領域のビジネスモデル」から考える

次に、他領域のビジネスモデルから考えるという方法があります。機械的に他領域のビジネスモデルを医療・ヘルスケア領域と掛け合わせることで、課題を浮かび上がらせていく方法です。

例えば、食べ放題や飲み放題のような「〇〇放題モデル」と、「健康相談」など医療・ヘルスケア領域の事業を機械的に掛け合わせてみて、「健康相談をいつでも何回でもしたい人ってどのような人だろう？」と考えることで、設計を進めます。

同じように、月額定額課金のサブスクリプションモデルは、毎月定額で企業は収入が見込めるというメリットの他に、契約機会を減らして課金の意思決定回数を減らすという意図もあります。例えば「疾患×サブスクモデル」として、高血圧の患者さんを定額でオンライン診療し、薬の提供まで行うサービスなどが考えられます。ここでは「医療機関に通院するときに、毎回支払う金額がいくらになるか分からない」という「不満」が思い当たります。もちろん、これはあくまでも「考え方」の例であり、実際に進めるのかはまた別の問題です。後述しますが、医療・ヘルスケア領域のビジネスでは、医療の「現場感」も重要になります。

他にも、プライベートジムのライザップのような、短期集中で結果を出すモデルと医療を掛け合わせて、まず3カ月程度で体質や体形、生活などを改善させ、そこからはそれを維持させていくといったビジネスも思い付きます。さらにもう一つ、医療とUber Eatsのモデルを掛け合わせると、医師が患者の家に行くというビジネスが考えられます。ここから逆に考えれば、「病院に行く時間がない」「病院で他の病気がうつってしまうかもしれない不安」などの課題を発見することもできます。

仕上げとして、これはご自身でビジネスモデルを考えてみてください。コロナ禍では、メーカーが顧客に直接販売する「D2C（Direct to Consumer）」モデルや、実店舗とオンラインが融合された「OMO（Online Merges with Offline）」モデルが注目されました。これを医療・ヘルスケア領域と掛け合わせるとどうなるでしょうか？

●「最新事例」から考える

最後は、私が今一番面白いと思っている課題発見の方法で、最新事例のビジネスモデルから考えるという方法です。特にPR TIMESや@Pressなどの配信サービスからのプレスリリースを読むのがおすすめです。こうしたプラットフォームでは毎日たくさんのプレスリリースが出されています。私はこれらに会員登録していて、医療・ヘルスケアのタグが付いているリリースには全て目を通しています。毎日100〜200件ほどリリースが出るので、かなり時間のかかる作業にはなりますが、同じ時代を生きている人が頭をひねって課題を発見し、その解決策を発表する場がまさにプレスリリースなので、読んでいてとても面白いのです。

私は発表されたプレスリリースを、その企業は今、何を課題として考えて、その課題解決としてなぜこの方法を選択したのか、それは会社の技術力や特許などのアセット（資産）のためなのか、社長のキャリアに起因する強みのためなのか——などと要素分解して読んでいます。楽しみながらトレンドが分かるのが、この方法のメリットです。

ただし、この方法は既にある程度、該当領域に詳しい方におすすめです。マニア同士では一番盛り上がる方法ではあるものの、初学者の方には全てが目新しく、どこが面白いのか分かりにくいという欠点もあります。

（３）「未来にあるべきもの」から考える

●フューチャードリブン

既に「テクノロジードリブン」ではなく「ニーズドリブン」で考えるべきで、「医療現場の何を良くするのか」という視点を常に持つことが大切であると述べました。しかし、ニーズドリブンの課題として、あくまでも顧客が「今、欲しているもの（ニーズ）」が分かるのであって、顧客がまだ考えていない、気付いていないニーズは出てこないという点が挙げられます。

そこでもう一つ、私が行っている事業開発のアイデアをご紹介します。それは「未来を想像し、そこにあるべき製品やサービスを先回りして開発する」という方法です。私はこの手法を「**フューチャードリブン**」と呼んでいます。

●「あるべき未来」から事業を創る

医療・ヘルスケア領域の事業によっては、厚生労働省、経済産業省、内閣府などが「工程表」という、これからの政策の進捗予定を公表しています。工程表を見ると、数年先の未来がありありと分かります。

例えば、厚生労働省が２０１７年６月に公開した「保健医療分野におけるＡＩ活用推進懇談会の報告書」の工程表では、ＡＩ開発の重点領域としてゲノム医療、画像診断支援、診断・治療支援、医薬品開発、介護・認知症、手術支援の６領域を定め、それぞれの進捗を示しています。実際、画像診断支援は２０２０年度までが画像収集のフェーズ、２０２１年からは画像診断ＡＩのさらなる開発となっており、工程表通りの進捗を見せています。診断・治療支援に関しても、２０２１年度には頻度の高い疾患でＡＩによる診断支援の機運が高まりました。ＡＩ開発領域でも２０２０年６月に新たな工程表が提示され、２０２３年度までの方向性が示されています。ここで大切なのは、政府が示す工程表は、政府が目指している未来の姿そのものだということです。この工程表を参考にしながら、「あるべき未来」を想像して「そこにあるべきもの」を創るという点で、フューチャードリブンは「未来のニーズドリブン」ともいえます。

（４）「誰の」課題を解決しているのか？

誰のどのような課題を解決するのかという点も重要な視点です。私は、大企業の案件から医療従事者の思い付いたアイデアまで、年間150件以上の事業開発の相談に乗っています。それに加えて、経済産業省や大学などの医療・ヘルスケア領域におけるビジネスコンテストの審査員もしているので、立ち上げ早期やアイデア段階の事業に触れる機会はかなり多い方だと思います。

そうした際に私が最初にチェックするのは、その事業アイデアは「誰の、何を、どのように解決しようとしているのか」という点です。この枠組みは多くの方が知っていると思うのですが、大切なのはその「答えの出し方」です。

特に大事なのは「誰の」の部分です。マネタイズの源泉である「顧客価値」に直結するためです。もしあなたがプレゼンターで、「誰のための新規事業ですか？」と聞かれたら、どのように答えますか？

ここでよくあるのが、「高齢者の〜」や「ビジネスパーソンの〜」という答えですが、それは間違いです。なぜなら、「高齢者」や「ビジネスパーソン」などという対象者は、実際にはいないからです。一口に「高齢者」といっても、健康の度合いや活発さは様々です。80歳でも、コロナ禍の前は世界中を飛び回っていた元気な方もいます。「ビジネスパーソン」も同様で、例えば勤務体制一つをとっても、人によって全く異なります。医療・ヘルスケア領域の新規事業では、このように対象者を抽象的に設定しているケースが散見されます。これは「日本は高齢化が進む」とか「ビジネスパーソンは忙しく、通院の継続がしにくい」といったマクロの視点で医療の課題が語られがちなためかもしれません。

ではどんな人がいるのかと言えば、「75歳の（自分の）おばあちゃん」や「加藤浩晃」など、特定の個人です。漠然とした「高齢者」や「ビジネスパーソン」というのはカテゴリー・属性としてはあり得ますが、具体的にどのような人か想像すると、その姿や背景は個人によって様々です。ぼんやりとした人を対象者とするのではなく、特定の個人、つまりは顔の見える「自分のおばあちゃん」や「加藤浩晃」などを対象として、その人が課題として感じていることに刺さるようなサービスを考える方がよいのです。

このような話をすると、「対象者が少なくなる」「パーソナライズド（一人ひとりに最適化する）されてしまう」「市場性が下がる」と反論されることがあります。しかし、例えばある特定の個人に対して商品やサービスがしっかり刺さると、「その人と同じような課題を抱えている人」もそのサービスを使ってもらえるようになります。逆に、多くの人をターゲットとして考えたサービスは、「色々な対象者」を想定することで「色々な要素」が入ってしまいます。特徴がなくなってしまい、結局誰にも刺さらないものになってしまう恐れがあるのです。

(5) 解決する課題の「粒度」は?

解決する課題の「粒度」とは、提供サービスでどのくらいの規模の課題を解決するかということです。私の専門の眼科領域を例にすると、課題を「目の悩み」とするのか、「『子どもの』目の悩み」とするのか、さらに「子どもの『斜視(両目が真っすぐ同じ方向を向かず、見る向きがずれている症状)』の悩み」とするのかは、市場規模に関わる部分です。私見ですが、最近は「何でも屋」よりも、専門性を持たせた製品・サービスの方が、日本中から見つけられやすい時代になっていると感じています。

「課題感×専門性×見込み対象者数」でサービスの単価は変わります。また、事業をどれくらい大きなものにしたいかで、粒度の設定が決まります。ビジネスの規模として、個人で年商1000万円を目指すのか、大企業で数十億円やそれ以上の売り上げを目指すのかでも変わります。自身の状況に応じて決めていけばよいでしょう。

Ⅱ　解決策の検討

課題を示すことができたら、次はそれに対する「解決策」を検討していきます。繰り返しになりますが、この解決策は必ずしも最新のテクノロジーである必要性はありません。「枯れたテクノロジー」であっても、課題を解決できればいいのです。

解決策のコンセプトを決めるときは、次の3点を深く掘り下げていきます。

①競争優位が確立・持続できるか？

②なぜ自分（自社）がやるのか？

③なぜ今やるのか？

①競争優位の確立・持続を考える上では、競合品はないのか、あるならどういう製品・サービスで、どのようなシェア・売り上げを獲得しているのか、そして将来的にどうなりそうなのかを徹底的に調べ尽くします。

この「競争優位」というのがポイントで、あえて「差別化」とは分けて記しています。「競争優位」とはここでは、「良い差別化」のことを指しています。例えば私が講演をするときに、全身ピンク色のスーツを着て行ったら、他の講演者との「差別化」にはなるでしょうが、それは恐らく、聴講者には全く求められていません。つまりこれはあまり「良い差別化」ではないのです。「競争優位」というのは、「差別化」の中でも「良い差別化」を行うことであり、しっかりと（この場合は聴講者の）ニーズに応える必要があります。

また、この競争優位は（ある程度は）持続的でなければなりません。ビジネスコンテストの審査をしていると、ここで差別化していますと言うプレゼンターの方が多いのですが、「今は良くてもすぐに他の製品も横並びになるのではないか？」と思うことがよくあります。この「競争優位が持続的か？」という視点はつい忘れがちですが、継続してビジネスを行う上では非常に重要です。

その上で、②なぜ自分（自社）がやるのか。自社の強みや持ち得る技術はもちろん、自分のやりたいこと、自社の理念（ミッション）に適合しているのかを深く考えます。最後に、③なぜ今やるのかという点も重要です。これを聞くと「競合がないからです」と答える方もいますが、実際には調査不足で競合が存在したり、先行事例はあったものの何らかの理由で頓挫した、ということがほとんどです。また、今そうした製品・サービスがないのなら、なぜないのでしょうか。技術や制度の問題なのでしょうか。そういった点をしっかり調べた上で、例えば法改正や新しいテクノロジーによって今まで不可能だったことが実現可能になったなど、「なぜ今やるのか」に対する明確な理由が必要不可欠です。

Ⅲ　MVPと検証

解決策をいくつか考えたら、それは実際に実行できるものなのか、検証を行います。医療・ヘルスケア領域でいえば、それが「社会・医療現場」に適合しているか。「医療制度・医療政策」と目指すものは同じか。そして「ビジネス」として、マネタイズにも注目する必要があります。

（1）医療・ヘルスケア領域は3つに分けられる

医療者の方ならいざ知らず、一般に医療・ヘルスケア領域というと、何かブラックボックスな印象を受けないでしょうか。恐らく、多くの方にとって、医療と関わるのは自分や家族が病気になったときであって、健康である人ほど、医療・ヘルスケアのことなどあまり考えないものです。

医療業界、例えば医療機関であっても、診療を提供してその対価としてお金を得ているので「ビジネス」といえるのですが、一般企業のビジネスと比べて特殊な点が多々あります。ここで今一度、医療・ヘルスケア領域について押さえておくべきポイントを解説します。

まず領域としては大きく、**「健康増進・予防」「診断・治療」「疾患管理・リハビリ」**の3領域に分けられます。欧米などでは、これら3領域の全てを一般的に「ヘルスケア」と呼びますが、日本では「健康増進・予防」の領域のみをヘルスケアと呼ぶケースが比較的多くなっています。

「健康増進・予防」は、病気を発症する前の個人によるアプローチを指します。例えば、運動や食事などの健康増進、がんや高血圧などの生活習慣病に対する予防などです。既に、ウェアラブルデバイスやＩｏＴ機器を活用し、歩数や脈拍などの生体データや血糖値や血圧などの医療データをビッグデータとして収集できるようになりつつあります。また、リアルタイムにデータをモニタリングすることで、異常の検知、重症化予防のアドバイス、受診勧奨など、早期の疾患予防の実現が期待されています。

「診断・治療」の領域は文字通り、医療機関での医師による患者さんの診断・治療のことです。日本ではその多くが、公的医療保険の対象として行われています。一般的に日本で「医療」というと、この診断・治療領域を指します。

「疾患管理・リハビリ」の領域には、疾患を診断・治療した後の経過観察や、薬の飲み忘れ防止、リハビリテーションなどが含まれます。この領域では今後、家庭でのオンラインリハビリや、治療用アプリの活用が期待されています。

(2) ヘルスケアビジネスの事業開発と持続的成長

次に、ヘルスケアビジネスで押さえておくべきことは、「事業開発」と「持続的成長」という2つの視点です。

事業開発の視点では、「社会・医療現場」に適合しているか、「医療制度・医療政策」に反していないか、そしてビジネスとしてマネタイズできるかが重要です（**図29**）。医療現場にはニーズがあっても、ビジネス的に成立するかどうかは別ということもあります。一方、事業の持続的成長のためには「未来への視点」が重要で、社会構造の変化、医療政策、価値観の変化という大きなトレンドを注視していく必要があります。

そして、事業開発と持続的成長の両方に共通して、テクノロジーの進歩が重要な要素となり得るという点も押さえておきましょう。

（３）「医療業界のプレーヤー」を知る

医療・ヘルスケア業界には独特のルールがあり、ステークホルダーも非常に多いのが特徴的です（**図30**）。

医師だけでなく、医師会、厚生労働省、学会・協会など様々な組織・団体が関わっています。医療者以外の方が医師とコミュニケーションをする場合、何かヒアリングするときにもビジネス用語が通じなかったり、反対に医療の専門用語が多くてコミュニケーションを取るのが難しいと感じることもあるでしょう。まずは、「医療業界の主たるプレーヤー」である医師について理解すべく、改めて押さえておくべきポイントをご紹介します。

●医師の平均年齢

新しい医療機器やサービスを医療機関で購入するかどうか決定（決裁）するのは、多くの場合、医師です。医師という職業群は、平均年齢50歳の集団です。特に、開業医に限って言えば、平均年齢は60歳です。開業医という集団を、ビジネスの視点で分かりやすく捉えると、中小企業の経営者が集まっているような感覚でしょうか。開業医は個々で独立しており、集団化していないことが大半なので、診療所への営業はtoBというより、toCに近い感覚で、一人ひとりの経営者に営業していくイメージを持つとよいでしょう。

●医療職は国家資格

医療行為を行える人は、国家資格で決まっているという点も重要です。医師をはじめ、国家資格である看護師や薬剤師などの医療従事者が協働して医療を担っています。医師は約30万人、看護師が約120万人、医療者全体では合計360万人にもなる大きな市場です。

図 29　医療・ヘルスケア領域のアイデアの絞り方

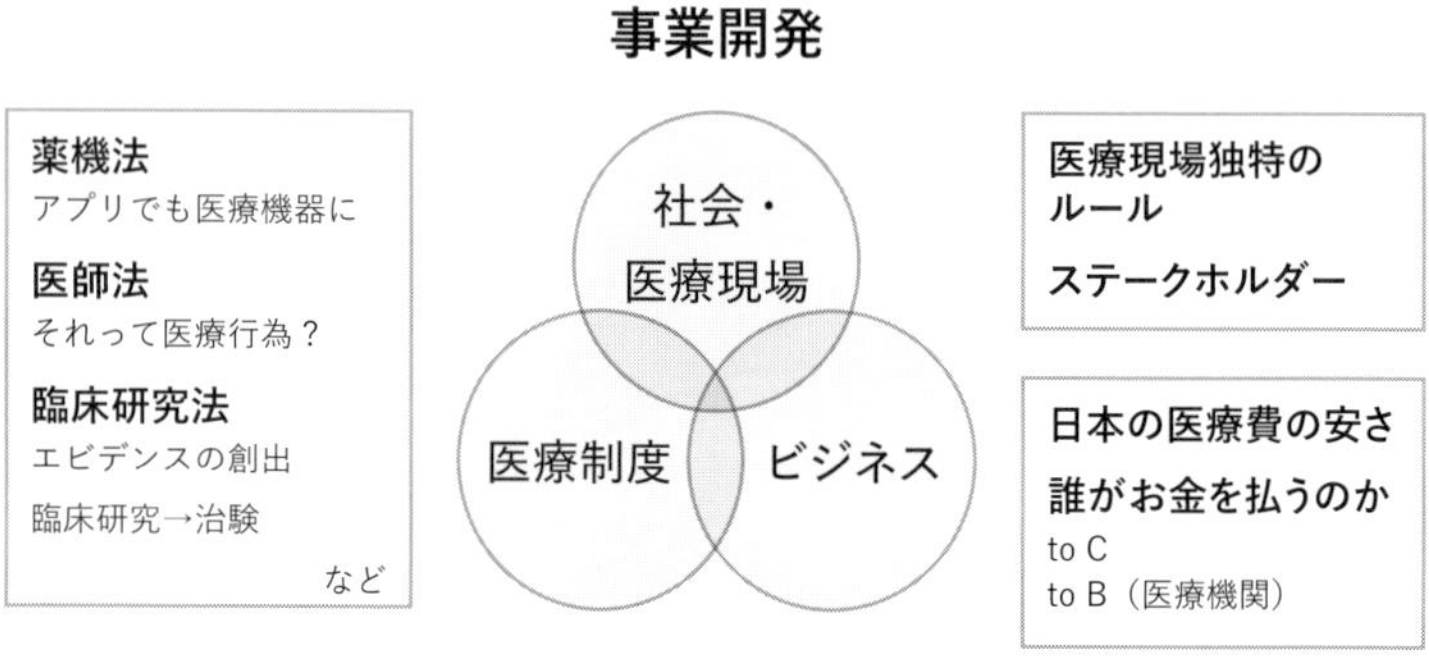

図 30　医療・ヘルスケア業界の登場人物

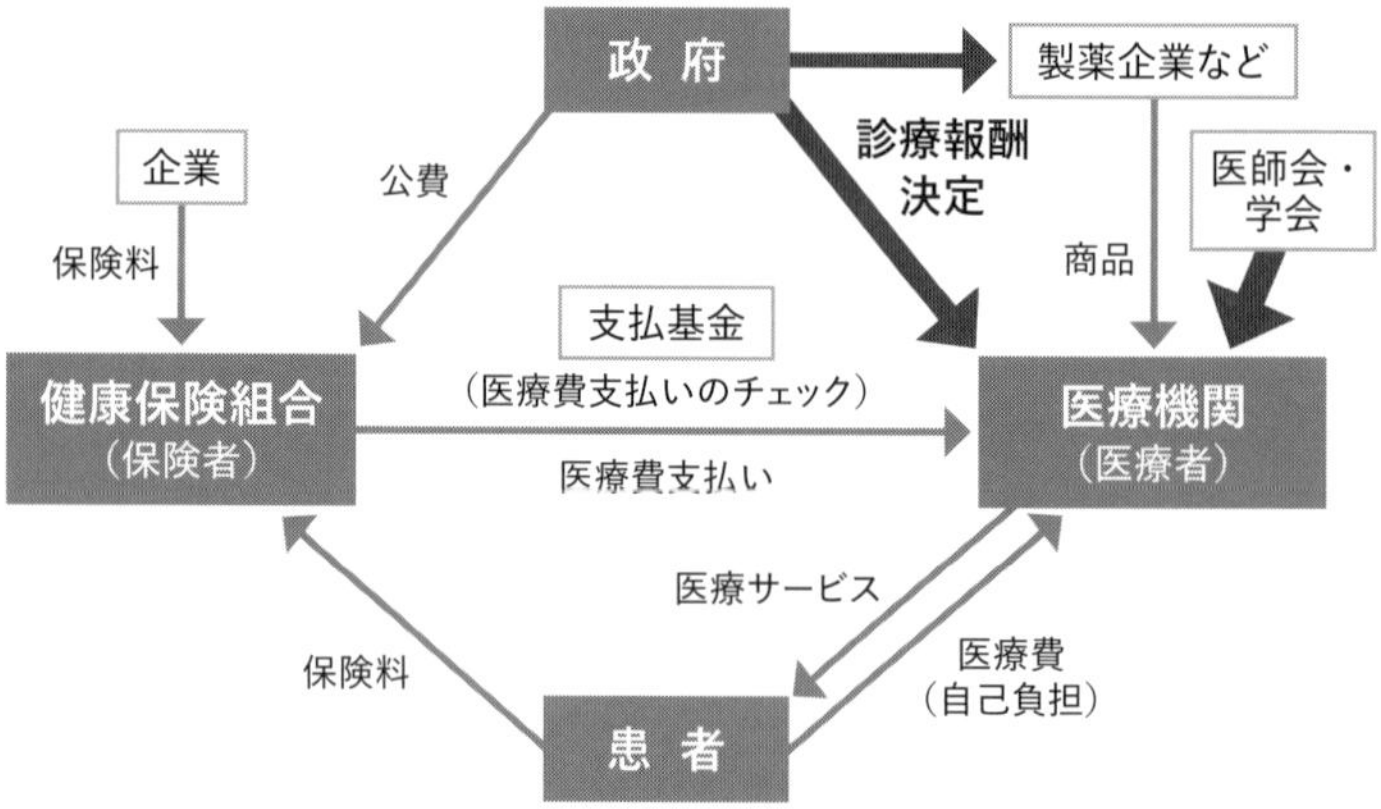

また、医療が提供される場所は原則的として、病院や診療所などの医療機関に限られています。これは第3章でも示した通り、医療法第一条の二の2で明記されています。

(4) 医療業界特有の法令・ルールを知る

医療・ヘルスケア領域への参入を検討する際には「医療に関係する法律をしっかり知る」ことが必須です。医療・ヘルスケア領域には、医師法や医療法、医薬品医療機器等法(薬機法)など多くの関係法令があります。例えば、新しい医療機器を保険診療の医療現場で使うとなると、承認や保険適用といったハードルを乗り越える必要があります。

製品の効果・効能を検証するなど、人に対して研究を行う際には、臨床研究法という法律が適用されるほか、法律ではないものの「人を対象とする生命科学・医学系研究に関する倫理指針」などのルールが定められています(**図31**)。そして、これらのルールのほとんどは、事業に対して許可を与えるもの(○○であれば事業を行ってもよい)ではなく、違反があると行政から指摘を受け事業ができなくなるという類の重要なもの(××であれば事業停止を求める)です。現場のルールに適合しているかしっかり確認しておく必要があります。

これらの制度をつかさどる公的団体も多岐にわたります。例えば、医療機器の該当性を判断するのは都道府県の薬務課ですが、新しい製品で医療機器の承認を受ける場合には、医薬品医療機器総合機構（ＰＭＤＡ）と面談する必要があります。また承認取得後の保険適用について相談する先は、厚生労働省の医政局経済課です。

◉ルールが変わったときはビジネスチャンス

他業界から医療・ヘルスケア領域に参入する人や企業が、「この領域が狙い目」だと最初に考えるビジネスモデルは、医療関連の法令・ルールに抵触している場合がほとんどです。そして、その際の対応もまた、先に誰かが行っていることも多いのです。まずは関連法令・ルールを知り、その上でどのようなビジネスが成立するか、十分情報を集め研究しましょう。

さらに、これらの制度は刻々と変わっていくことにも注意する必要があります。例えばオンライン診療が解禁された当初、保険診療での初診は認められていませんでした。しかし２０２０年4月、新型コロナウイルス感染症に対する時限措置により、期間限定で初診からのオンライン診療が保険診療として実施可能になり、２０２２年4月には恒常的に認められました。こうした制度の変化にも目を向けることが大切で、ここにもビジネスチャンスがあ

図 31　臨床研究に関する法令・指針の整理

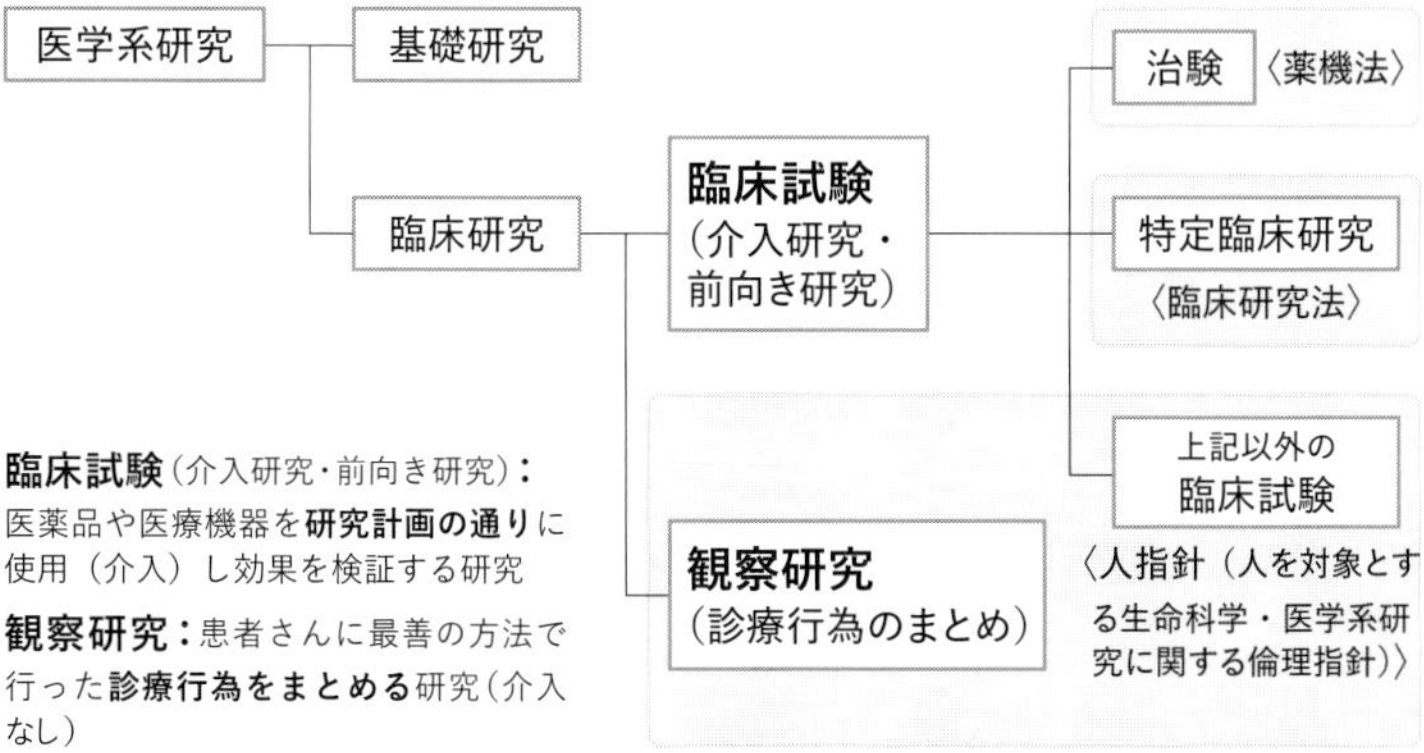

るといえるでしょう。

●「ルールを知らなかった」は大きなリスク

医療関係の法律は「違反している点があれば指摘を受け、事業ができなくなる」と述べました。ルールを把握せずに事業を開始すれば、ビジネスが順調に進んでから指摘を受け、事業が継続できなくなるリスクもあります。このような事態を避けるためにも、まずはビジネスモデルとして実行可能なのかどうか、十分な法務チェックが欠かせません。同時に、なぜ今までこのモデルが医療業界になかったのか、その理由を明確にしてから事業を始めることを強くおすすめします。今まで誰も考えつかなかったビジネスモデルというのはほとんどないと考え、まずは業界に詳しい人に相談してみましょう。

さらに、法律を把握していないと、違反して事業停止になるどころか、犯罪と見なされ逮捕されることもあり得ます。その代表例が、薬機法の医療広告規制です。医薬品として未承認の健康食品を肝臓機能の改善に効果があるようにインターネットで宣伝したとして、２０２０年7月に健康食品販売会社、広告代理店、制作会社の社員6人が、薬機法違反の疑いで逮捕されました。薬機法の医療広告に関する規定は、近年細かな改定が行われています。医薬品などの効能や効果に関する誇大広告を防ぐための改定であり、違反した場合は大きな代償を払うことになるため、十分意識しておくべきです。

ビジネスを考える立場からすると、関連法令が多くハードルが高いと感じられるかもしれませんが、これらのルールは国民の命や健康を守るためにあります。それだけ、医療機器や医薬品は慎重に扱わなければならないものだということです。

●よくある「ルール上できない」アイデアと回避の方法

ここで、「医療・ヘルスケア領域の新しいビジネスアイデア」としてよく聞く話を共有しましょう。お客さんをお店に紹介して（送って）お店から手数料をもらうという、一般的には「送客ビジネス」と呼ばれるビジネスの形態があります。これを医療業界に応用したいという相談を、今までに何度も受けています。例えば、「糖尿病に関する情報を集めたウェブサイトを作り、関心のある人を集める。そのサイトから内科クリニックを探せるようにして、サイト経由でクリニックを受診した人数に応じて、『紹介1人当たり○○円』というキックバックとしてクリニックから対価を受け取る」といったビジネスモデルです。

結論から言えば、これは健康保険法に基づく「保険医療機関及び保険医療養担当規則」に違反しています。この第二条の四の二に「経済上の利益の提供による誘引の禁止」という項目があり、保険医療機関は値引きや利益の提供によって医療機関に誘引してはならないとされています。上記のモデルのように、医療機関に紹介した人数に応じてキックバック（利益の提供）を行うことに問題があるのです。

このモデルについては、2つの対応が考えられます。1つ目の対応は「保険医療機関でなければいい」というものです。前述の療養担当規則はあくまでも、保険医療機関に対して定められている規則です。保険医療機関とは、簡単に言えば、患者さんが保険証を提示すれば現役世代は3割負担で受診できる医療機関のことです。逆に、保険医療機関ではない医療機関としては、美容整形や人間ドックなど、保険医療外の医療を自由な値付けで提供する自由診療のクリニックなどが該当します。保険診療を行わないこれらの医療機関は療養担当規則の対象ではないため、例えば美容整形のクリニックに患者さんを紹介して１人当たりいくらというキックバックを受けることが可能です。広告で見かける「友達紹介で割引チケット○○円分」というのは、この手法を用いています。

２つ目の対応は、保険医療機関でも実施可能な「ウェブ掲載料として費用を受け取る」という方法です。ウェブサイトに情報を掲載し、そこからの送客人数に応じてキックバックを行うのは療養担当規則違反になりますが、ウェブサイトへの掲載料として費用を受け取るのは、医療機関から通常の広告料を受け取るのと同様です。

このように、元のビジネスモデルでは法律違反になってしまうようなサービスでも、業界のルールを知る人に相談することで、違反を回避する方法が得られることがあります。

（５）ビジネスを持続的に成長させるための視点

次にビジネス、特にマネタイズの視点で見ていきましょう。

●顧客と対象領域から考える

まず、医療・ヘルスケア領域でお金を支払う人を「顧客」と呼ぶとき、その顧客としては以下が考えられます。

①患者・生活者
②医療機関・審査支払機関
③製薬企業・医療機器メーカー
④保険者：健康保険組合

そして、対象とする横断的な「領域」としては以下が挙げられます。

①予防・健康増進
②診断・治療
③予後・リハビリ
④介護・終末期

マネタイズに関しては、まず医療領域のサービスかどうかで戦略が変わってきます。医療領域を対象とする場合、そのサービスを購入して活用するかどうかの意思決定をするのは、前述の通り医師である場合が多くなります。ＥＢＭ（Evidence-Based Medicine）の概念が浸透した現在、そのサービスが診断や治療に貢献できるエビデンスがあるかどうかがポイントです。また、保険診療で活用される製品・サービスなのか、保険外の自由診療で用いられるものなのかでも分けて考えます。

保険診療を対象とする場合、都市部と地方では一般的に土地代や人件費の相場が異なるにもかかわらず、保険診療上の料金（診療報酬）は全国一律で、日本中どこの医療機関でも同じ医療行為が展開されています。これは、飲食のチェーン店が東京のど真ん中でも地方でも同じ価格でメニューを提供しているようなものです。

対象が医療領域ではない場合は特に、そのサービスの価値・ベネフィットをどのようにしてユーザーである一般の生活者に伝えることができるかがポイントです。その価値・ベネフィット自体が他社との差別化やビジネスモデルとなります。

しかし、医療・ヘルスケア領域では、ユーザーからの対価だけでもうかるモデルにしていくことは実は非常に難しいのです。実際、ヘルスケアサービスとして単体で利益を生み出せているものはほとんどないように思われます。そもそも国民皆保険制度の日本では、医療費の自己負担が諸外国（特にアメリカ）に比べて低いため、予防のインセンティブがあまり働きません。たまにヘルスケアサービスとして黒字化できたサービスがあっても、周りが真似をして類似のサービスを打ち出すと、収益が分散してしまいます。

では、なぜ様々な企業がもうからないヘルスケアサービスに参入するのでしょうか。それは、例えば大企業では、サービス単体での収益は求めていないことがあるからです。マーケティングの一環として行うといった方法がその一例です。サービスを事業の柱にしないのであれば、もちろん価値やベネフィットを考える必要はありますが、マネタイズにこだわらないという判断もあり得るでしょう。

●サービスを持続可能にするためにはマネタイズが必要

医療・ヘルスケア領域は課題が山積しているので、何らかのサービスを考えることは比較的すぐにできます。ただ、それが実際マネタイズできるのかという点は、慎重に検討しなければなりません。

実はかく言う私も、昔、マネタイズを考えずにサービス提供を開始したことがありました。ユーザーからの人気はあり、会員数も月次で右肩上がりに増えました。しかし、会員数が増えると同時に業務の量も増え、次第に運営が大変になってきました。良いサービスである自信はあったのですが、やり続ければやり続けるほど仕事が増えていくのに無料だったため、自分が疲弊していっただけでした。

これは「人」に頼りすぎた労働集約型のサービスだったためということもありますが、何より良くなかったのは、無料だったという点です。最初に「このような課題を解決したい！」と思ってサービスを開発し、始めるのはとても良いことです。最初はユーザーも少ないので業務量も少なく、対価は得られない代わりに、自分が社会に貢献できている満足感が大きいでしょう。しかし、それからしばらくすると、当初あった満足感が減ってきます。一方、サービスは成長しているので業務負担だけが増え、自分が「無料で大変なことをしている」と考えるようになってしまいます。その結果サービスを中止するのであれば、これは本末転倒でしょう。

このような経験から、私は必ず「サービスの持続性」を意識するようになりました。サービスの持続性のためには、マネタイズを考えることが何より大切なのです。

●患者と医療機関の意識

保険料に関して患者さんは負担意識が少なく（会社員の多くは給与から天引き）、何より医療機関での窓口負担が3割と小さいために、医療機関を受診しないようにしようという変化につながりにくいのが現状です。例えば、医療機関を受診して7000円分の保険診療を受けたとしても、3割負担では2000円程度の自己負担で、「月額500円×半年＝総額3000円」のサービスよりも安いため、なかなか自分自身で予防に取り組もうとはしません。よく海外ではヘルスケアサービスが進んでいると言われますが、海外では医療機関を受診すると数万円かかる国が珍しくありません。ヘルスケアサービスに数千円かけたとしても、それで健康を維持して医療機関を受診せずに済めば「安上がり」になることから、予防へのインセンティブが働きやすいのです。

保健医療を提供する医療機関から見ると、収入増につながる診療報酬に関連した製品やサービス以外はなかなか購買に至れません。新しい医療機器なら購入するかというとそうでもなく、医療機器が古くても診療報酬に含まれている医療行為に対応できていれば、保険診療を変わらず継続できるため、医療機器を買い替える動機はなかなか生まれません（もちろん、新しい機器が必ず良いというわけでもありません）。「より良い医療を提供しよう」「患者さんの負担がより少ない医療を提供しよう」という行為は、診療報酬上で誘導されているものを除き、医療機関や医療者の「善意」で行われています。学会を含めた共通認識として新しい手術方法が推奨されていたとしても、知識のアップデートや手術の鍛錬を怠った医師が、古い医療機器のまま、場合によっては患者さんに不利益がある旧時代の手術を行っている場合もあり得ます。診療報酬上同じ値付けであれば、医師は医療機器を含めた医療設備に投資したり自己研鑽の時間を取るメリットを感じにくい構造なのです。

◉医療の価格は国が決めている

医療の価格は、診療報酬という形で国が決めています。2年に1度、厚生労働大臣が中央社会保険医療協議会（中医協）の答申を受けて、様々な医療行為や、医療で使われる医薬品・医療機器一つひとつの価格を決定しています（診療報酬改定）。

とはいえ、企業側が価格を設定できる領域も実は多く存在します。もちろん「医療機関を受診したときの診療の費用」は保険点数で決まっており、保険点数の1点＝10円で計算したものが「医療の価格」になります。しかし、この価格はあくまでも「医療機関－患者」間での価格の取り決めであって、「企業－医療機関（Business to Medical institution：B to M）」や「企業－患者（Business to Patient：B to P）」といった企業のビジネスモデルに関わる価格の取り決めではありません。

◉企業と医療機関の間の値付けは自由

企業が関わるもので、国が価格を決めている代表的な例として、医療用医薬品（処方薬）や医療用材料（一部の医療機器）が挙げられます。企業は、ある診療の保険点数を請求するために必要な検査機器などの値付けに際して、「患者－医療機関」の保険点数の金額を参考にはしますが、その金額よりも高く、もしくは低くしなければならないというような決まりはありません。

例えば、眼科領域の光干渉断層法（Optical Coherence Tomography：OCT）という、近赤外線を使った検査には「眼底三次元画像解析　２００点」という保険点数が決まっています。基本的に1点10円なので、この検査を1件実施すると、医療機関は２０００円を得られます。保険診療なので、患者さんが医療機関の窓口で支払う金額は、２０００円の3割や1割などとなります。ちなみに、この検査を行うための医療機器の参考価格は、１０００万円ほどです。

電化製品を買うのと同じように、医療機器であっても参考価格が決められており、「企業ー医療機関」で商品の売買が行われています。もちろん、実際には間に卸が入ったり、あくまでも「参考」の価格なので交渉して値引きされることもあります。患者数が多い有名クリニックや大学病院などで、機器の導入が企業側にとって宣伝効果があると見込まれる場合には、値引き額は大きくなるでしょう。

これは医療機器の例でしたが、サービスの場合も値付けは自由です。上記のように保険点数的に１回２０００円の医療行為に使うサービスを作ったとして、企業が医療機関に請求する１回当たりの金額を２０００円以内に収める必要はありません。１回の行為で得られる診療報酬よりも１回当たりのサービス使用料が高かったとしても、医療機関がどうしても使わなければならない、あるいはどうしても使いたいサービスであれば、導入する可能性があります。

例えば、高価な手術支援ロボットの「da Vinci サージカルシステム（ダビンチ）」は当初、診療報酬が設定されておらず、購入しても収入につながらない、医療機関には赤字の医療機器でした。しかし、「ダビンチ」があることで先進的な医療機関だというイメージが付いたり、研修医を含む若手医師が研鑽のためにその医療機関で働く動機になるなど、採用面での貢献もありました。また何より、その医療機関で働く医師のやりがいにもつながります。こうした背景から、収入には直結しなくてもこの手術支援ロボットを購入する医療機関があったのです。あるいは、基本料金は0円に設定して広く導入してもらい、デジタルサービスであれば追加機能で収益を上げる「フリーミアムモデル（フリー＋プレミアム）」にしてもいいのです。このように、一見医療のど真ん中と思われるような領域であっても、「企業－医療機関」の価格を考え、ビジネスモデルに落とし込む醍醐味があります。

◉収益化を実現しやすい「健康経営」領域

一方、医療機関ではなく、個人を顧客とするサービスを展開する場合は、どうしても顧客が医療費の自己負担分と比較してしまう点が、ヘルスケアビジネスの収益モデルを考えるときに難しいところです。客単価を下げざるを得なくなり、マネタイズが難しくなります。

その解決策としては、現物販売や広告料、手数料などの形を取る方法が考えられます。具体例として、B to CではなくB to B to Cのヘルスケアサービス、すなわち雇い主である企業が費用を払い、その従業員に自己負担なしで使ってもらうという形態があります。例えば、利用料が1人当たり月500円のサービスだったとしても、2000人いる企業なら月に500円×2000人＝100万円、年間1200万円の売り上げになります。企業は、従業員が病気になったり体調を崩して仕事ができなくなるよりも、元気に働き続けてもらった方がいいと考えるでしょう。企業の希望と、ヘルスケアサービス提供者の利益が一致しやすいのが、健康管理におけるB to B to Cのヘルスケアサービスです。

これは企業に社員への健康投資を促す「健康経営」という領域です。例えば社員への健康管理サービスの提供や、健康コンサルティングサービス、テレビ電話や電話での健康相談、ウェアラブルデバイスの支給、ジムの優待割引や健康診断の実施などが挙げられます。

経済産業省はこの領域の市場規模を拡大しようと、２０１４年から上場企業において「健康経営銘柄」の選定を行っているほか、２０１６年からは特に優良な健康経営を実践している大企業や中小企業などの法人を顕彰する「健康経営優良法人認定制度」も始めています。最近ではこの健康経営の視点で、メンタルヘルスに加えて、女性のヘルスケアのサービスが増えています。後者は「フェムテック」に分類されるサービスで、医学的視点を持ったサービスが広がっていくことに期待しています。

（6）未来への視点

一度始めた事業を未来に向かって持続的に成長させるためには、現状を見ているだけでは不十分で、未来への視点を持つことが欠かせません。この未来への視点を、私が「メガトレンド」と呼んでいる**社会構造の変化**、**医療政策**、**価値観の変化**――の3つに着目して説明します（**図32**）。

●社会構造の変化

社会構造の変化については、人口動態を第一に意識しておくべきでしょう。これは私が厚生労働省に勤務していたとき、日本全体や地域それぞれの人口動態は「将来像を適切に示してい

図32　ヘルスケアビジネスの事業開発と持続的成長

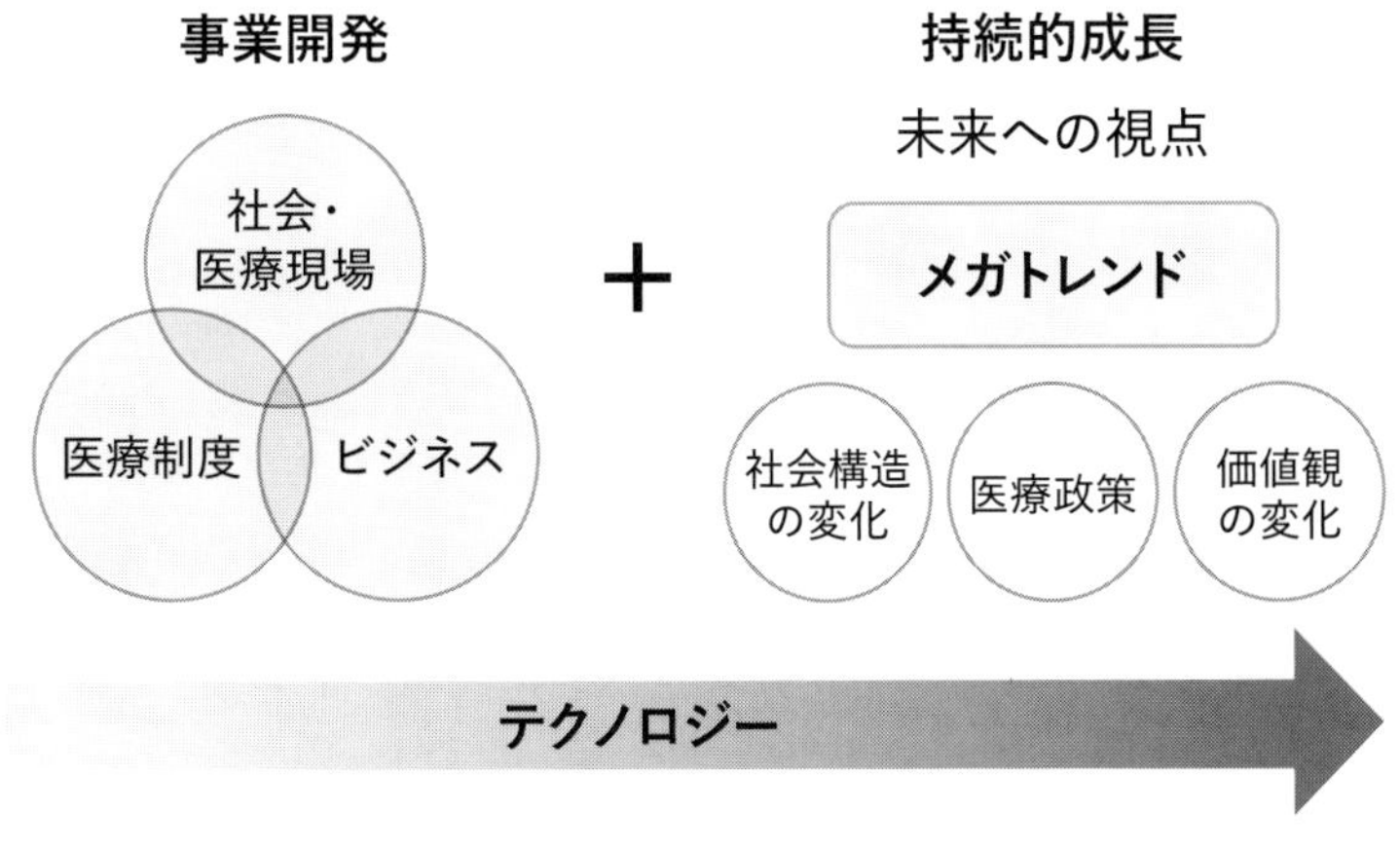

るもの」の一つであると学んで以来、常に意識していることです。

人口動態は、大災害などが起きない限り変わらない、最も確かな「日本の将来の姿」です。当然ながら、40歳の人は10年後には必ず50歳になります。10年後に50歳になる人は何人くらいいるのか、あらかじめ分かっているわけです。これに基づいて、生産年齢人口（労働に従事する15～64歳の人口）、消費が特に盛んな30～40代の人口、そして医療需要が増える高齢者の人口なども分かるため、日本の現時点換算の生産力、消費動向、医療需要などを予想することができます。日本全体だけでなく、地域それぞれにおける数字も予想できるため、地域がどのように変わっていくのか、事業開発をして需要があるのかも分かります。

また、テクノロジーの革新も社会構造に大きな変化をもたらすため、知識をアップデートしておくべきでしょう。テクノロジーは、基礎研究が始まってから実用までに大きなタイムラグがあります。ＬＩＮＥやテレビ電話が、そのテクノロジー開発から普及までかなり時間がかかったことは前述の通りです。通信に関しては、２０２２年時点で第5世代移動通信システム（５Ｇ）が一部地域で使われるようになっていますが、まだまだ普及とまではいえません。６Ｇ（５Ｇのさらに次世代の通信システム）に関しては、まだ社会実装の研究段階です。他にも、ＶＲ（仮想現実）はOculusをはじめとする使いやすいＶＲゴーグルが発売されたことで、一般に普及しつつあります。メタバースでのやりとりも、通信環境が向上したことで行われやすくなりました。２０２２年にはＮＦＴ（非代替性トークン、紙幣や仮想通貨と異なり代替不可能なデータ単位）の活用が少しずつ始まり、Web3.0（ブロックチェーンを基盤とした新しいウェブの概念）というコンセプトも注目されています。もっとも、関連業界では大きな盛り上がりを見せていますが、日本全体で見れば、まだまだイノベーターの中でも一部が取り組んでいるという段階です。

ただ、こうしたテクノロジーが社会実装されるときは、既に「最先端テクノロジー」ではなくなっていることがほとんどです。テクノロジーそのものとしては、その時代に学会発表されるような最先端なものではなくなっていたとしても、「使いやすい形」に加工された形態で社会に広がることで、一般に浸透していくのです。アカデミアレベルの最先端テクノロジーは理解できなくても、どのようなテクノロジーが使いやすくなってきているか（使いやすいデバイスの形になっているか）を見れば、未来の医療で使われるであろうテクノロジーを判別できます。

◉医療政策と医療制度の変化

医療政策は、この国が進んでいく方向性を示したもので、新規事業開発の際には非常に役立ちます。また、医療政策や医療制度の「変化」も、医療の未来を予測するツールとしてとても有用です。公開されている各種資料を正しく読み解けば、2～3年先の政策や国が考えている姿までは見えてきます。

国の政策は行政（中央省庁の官僚）が決めていると思われがちですが、大きな方向性は彼らだけで決めているわけではありません。市井から各立場の有識者を集めて、それぞれの意見や考えていることを行政が管理する委員会や有識者会議などを通してまとめ、それらを参考にしながら方向性が決められます。個人的には、このように多くの人の意見を取り入れながら進むべき道を決めていくやり方では無難な方向性になりがちで、大きな飛躍が生まれにくいと思うのですが、現状はこうした形式で全体最適を目指して意思決定がなされます。

こうした情報の調べ方としては、新聞などで新しい政策のニュースを見るだけでなく、必ず一次情報に当たりましょう。ニュースのタイトルが内容を誇張し過ぎていたり、新聞で「最近そんなニュースあったかな」と思ったら実は1カ月前のニュースだったということもあります。一次情報は、各省庁のウェブサイトなどに掲載されています。条文などの根拠や考えられた経緯まで含めて掲載されているので、正確な情報にアクセスできます。

行政の会議は、資料や議事録が公開されているものも多くあります。有識者による発言の議事録のほとんどを、行政のウェブサイト上で閲覧できます。どの委員がどのようなことを考えてどのような発言をしたか、会議によってはほとんど書き起こしに近い形で公開されているため、自分がその会議に参加していなくても会議の内容を追うことができます。ちなみに、私は会議資料や議事録を見るのが好きで、議事録の中で、ここで自分ならこういうことを考えるのになどと思いながら読み進めています。多様なステークホルダーの代表者が参加しており、それぞれがどのようなスタンスでどのような思いを持っているのかを知ることができるのは、勉強になります。また、厚生労働省や経済産業省などのウェブサイトから申し込めば傍聴できるオープンな会議もあり、コロナ禍以前は自分が出席しない会議もよく傍聴していました。最近では、ウェブで申し込んでオンラインで気軽に傍聴できる会議も増えました。国民健康保険制度や診療報酬改定など、日本の医療制度の中心的な内容を審議する中央社会保険医療協議会（中医協）もYouTubeでリアルタイム配信を行っており、ここ数年で行政の会議へのアクセスがとても良くなったと感じています。

ただ、実際に行政の資料や議事録を読み進めるのには、かなりの慣れが必要です。私も普通の臨床医から厚生労働省に出向してすぐの頃は非常に苦労しましたが、毎日行政の仕事に取り組んでいると、数カ月後には厚生労働省の官僚の立場として、会議を進める側になっていました。昔は手術など臨床の仕事しかしていなかった私でもできるようになったので、これは単に慣れの問題です。慣れていないうちはまず、会議資料として政策の工程表（ロードマップ）を探しましょう。ロードマップは、行政がそれに沿って政策を進めていくという「答え」を示す資料で、行政の資料の中でもとっつきやすいものの一つです。

●価値観・常識の変化

最後に挙げるメガトレンドは、人々の価値観の変化です。私は、「常識」とは決して普遍的なものではなく、時代の変化によってどんどん移り変わっていくものだと思っています。イノベーターの行動の後から「常識」が形成されていくというイメージです。

例えば、昔は手紙で連絡していた時代もありましたが、今はメールやメッセージアプリでリアルタイムに連絡を取れます。最近では、新型コロナウイルスのパンデミックがもたらした大きな価値観の変化として、「活動の場所」と「時間の使い方」の変化が挙げられます。オンライン化が進んだことで、例えば数百人、数千人規模のセミナーをリアル会場なしで手軽に開催できるようになりました。また、リモートワークやオンライン会議の普及で移動が減ったことで、可処分時間が増加し、その時間を様々なサービスやコンテンツで奪い合う状況が起こっています。医療領域でいえば、オンライン診療が広まりつつあるのは非常に大きな変化です。

逆に、今は「常識」であっても、将来は常識でなくなることもあり得ます。例えば自動車も、今は人間が自ら運転していますが、将来は「車は自動運転。人間が車を運転するなんて、ミスするかもしれないし危険で怖い」という考え方が常識になるかもしれません。常識はその時代や地域に特有の幻想でしかなく、時代や地域が変われば常識もまた変わるので、商品やサービスを多くの人々に使ってもらうためには、人々の「価値観の変化」に注目しておく必要があります。医療制度の変化にもビジネスチャンスがあると先に述べましたが、こういった価値観の変化にもまた、新規事業のチャンスが潜んでいると考えています。

◉時代遅れの「老害」にならないために

「時代遅れ」というのは、多くの人の価値観である「常識」の変化についていけないことを指す言葉ですが、これは地域だけでなく、自分が所属しているグループが丸々時代遅れになっていることがあるので注意が必要です。「コミュニティの時代」と言われるようになって久しいですが、仲が良いコミュニティの人と交流する機会ばかりが増え、さらにＡＩが自分の嗜好に合ったコンテンツを提供してくれる現代は、自分が時代遅れになっていることを意識しづらくなっています。

時代遅れは「老害」の温床です。時代遅れの価値観を持った権力者が、社会一般では多数派（常識）でなくなっているにもかかわらず、自分の価値観がそのコミュニティでは多数派なのをいいことに権力を振りかざすことを「老害」と呼ぶと、私は考えています。

これは自戒を込めてですが、「老害」に自覚的になれるシステムを作っておくべきだと考えています。そのために必要と思われるアイデアを、以下に３つ挙げます。

１つ目は複数のコミュニティに色々な立場で属すること。「色々な立場で」の部分が重要です。属しているコミュニティの全てでリーダー的な立ち位置であれば、それらのコミュニティは属性が同じだと言わざるを得ません。属性がバラバラのコミュニティに属するのがポイントです。

２つ目は、普段会わないような人と積極的に交流すること。同じような仲間と交流しているだけでは、社会の価値観の変化を自覚しづらくなります。いわゆる「偉い人」こそ自分の専門領域外での交流が必要だと思っています。

3つ目は「流行しているものは正しい」と思うこと。例えば、今はTikTokが流行していますが、これが「若い人が踊っている動画を投稿しているだけのもの」と思っていたら、老害に片足を突っ込んでいるかもしれません（TikTokをそもそも知らなかったら重症です）。「TikTokは現在、世界で一番ダウンロードされているアプリです。「TikTokなんて周りで見ていないし、やっていないから問題なし」と思っていたら、それはまさに「コミュニティごと時代遅れ」になっている証拠です。常識が「社会の多くの価値観」であるのなら、ダウンロード数世界一のアプリは明らかに社会の多くの価値観であり、常識です。時代や地域によっても価値観が異なるので、「日本の40代の常識」などとなればまた違うのかもしれませんが、「自分たちが常識」と思い込むのではなく、「世界の常識に比べて自分たちが違っている」ということに自覚的になるべきです。

今の20～30代の方には当たり前のことで、くどい話だったかもしれません。一方、私と同じ40代かそれ以上の方々はぜひ、自分が「老害」になっていないか、お互い意識して気を付けましょう。

Ⅳ 社会実装

製品・サービスを社会実装するためには、もちろんその製品・サービスの質を磨き、医療機器など規制がある場合はそれをクリアしていく必要があります。しかしそれだけでは不十分で、誰に対して売るのか、販売・提供価格はどうか、またどのように認知度を向上していくのか（広告・プロモーション）といった要素も重要です。

社会実装のプロセスとしては、製品・サービスを①知ってもらう、②買ってもらう、③使ってもらう――という3段階があります。このうち、②買ってもらうことは、純粋に販売の問題です。他方、製品・サービスを知ってもらう段階と使ってもらう段階においては、医療・ヘルスケア領域特有の注意点があります。

（1）製品・サービスを「知ってもらう」

●サービスを広げる手法

以前と比べると、今は多くの人々に対して格段にサービスを伝えやすくなっています。ネットを活用することで、特定の個人の課題と同じ課題を持った人をより多く見つけられるようになったためです。

例えば昔のクリーニング店は、基本的には同じ町内の家庭しか営業対象にできませんでした。それが今はネットを活用することで、日本中からクリーニングを受け付けられます。さらに、何でも対応するのではなく、シミ取り専門のクリーニング店など専門性を強みにすれば、日本中から仕事が舞い込む可能性が高まります。

これは医療でも同じです。かつての診療所は、その地域のある一定範囲の患者さんしか対象としていませんでした。今も根強く残っている「診療圏調査」は、日中と夜間の時間を過ごす人数と年齢構成比から算出した診療科ごとの受診率を計算して、「おおよそ〇〇人くらい来院する」と調査するもので、かつてのローカルなターゲティングの最たるものです。しかし、これからの遠隔健康医療相談やオンライン診療では、対象者を来院できる範囲の人だけでなく、日本中や世界中で困っている人に広げていくことができるのです。

私が2022年4月に開業した「THIRD CLINIC」というクリニックでは、「OMO（Online Merges with Offline）」と「オンライン時代の医療」をコンセプトとしています。オンライン診療で医療との接点を持てることに加えて、東京・銀座に「THIRD CLINIC GINZA」というリアルのクリニックを構えました。まずは産婦人科と美容皮膚科での診療からスタートしましたが、これからはクリーニング店の例と同様に、患者さんがどこにいても自分の担当医と「オンラインでつながっている」という状態になる未来を見据え、ゆくゆくは「オンライン上の総合病院」となることを目指して計画を進めています。

●「頭の良い人」がたどり着く結論はほぼ同じ

私がデジタルヘルスに関連した新規事業の相談を受けている際によく感じるのは、「同じようなアイデアが非常に多い」ということです。医療従事者、ＩＴ企業、保険会社など、全く違う職種や会社から提案しているにもかかわらず、出てくる新規事業のアイデアが似通っているのです。

これはもちろん、たくさんの相談を受けているからということもありますが、現在の医療現場や医療制度、そして他領域でも使われているようなビジネスモデルを当てはめて、「コンサル的に」新規事業を考えると、「頭の良い人」であればあるほど同じような回答になるためだと思われます。あたかも、難しい数学の問題を同じような解法で解いているかのようにです。仮に他社と比べて少し目新しい機能が搭載されていたとしても、その製品やサービスがリリースされれば、他社も後追いで開発を進めるでしょう。数カ月経つと結局、同じようなサービスになります。実際、２０１６〜１７年頃の第一次オンライン診療ブームのときはそのような状況でした。

もちろん、他社が開発を進める間に、自社製品・サービスの機能や性能をさらに上げる戦略もありますが、その時点で差があったとしても、やがて顧客から見た差がなくなってしまうという事態に陥ります。専門家から見た「96点」と「98点」には2点の差がありますが、１０００万画素と１２００万画素のデジカメの例のように、顧客にとってはベネフィットが同じならば、どちらも「95点以上」で、購買に影響しなくなるフェーズがやってくるのです。機能だけの差別化は、他社が同じものを開発するまでの期間限定のものとなりかねません。

●差をつけるためのコンセプトと世界観

では、製品・サービスの差別化はできないのでしょうか。私が差別化の手段として注目しているのは「機能」ではなく、コンセプトと世界観です。「ブランド」と言ってもいいかもしれません。製品・サービスの技術的な特徴は、一時的に他社より優れていたとしても、いずれ模倣される可能性が高いのです。絶え間ない競争の中で、サービスの画一化の流れから抜け出し、自社の確固たるポジションを築くには、「ブランド」を確立することが重要です。「１００円均一のコップ」と「○○焼の湯飲み」では、基本的な機能が同じでも価格が大きく異なるのはこのためです。

「ブランド」という言葉には、どういう思いでこの製品やサービスを開発しているかというストーリーや、実現したい世界のコンセプト・世界観だけでなく、スターバックスでMacBookを広げて作業をしたり、高級バッグを身に着けたりすることで、ユーザーが自分を「カッコイイ」と思えることまで、様々な意味が含まれます。

ブランドの構築手法について、通常のビジネス、例えばＥＣ（電子商取引）やＤ２Ｃのようなビジネスでは、ブランド構築の対象は①従業員、②取引先、③顧客（エンドユーザー）――の三者だとされています。ブランドの価値を浸透させるためのブランド戦略は、①～③の順に進めます。つまり、まず従業員に自社の理念やストーリーを伝え、会社として理念を表現した組織づくりや環境づくりを行い、製品・サービスを開発します。その後に取引先、そして最後に顧客（エンドユーザー）に向け、自社のブランドを構成する理念やストーリーを発信するという順番です。

●医療・ヘルスケア領域でのブランド構築

医療・ヘルスケア領域でのブランド構築を行う場合、①従業員、②取引先、③顧客に加えて、④行政（厚生労働省、経済産業省、総務省、ＰＭＤＡなど）、⑤医師をはじめとする医療者（キー・オピニオン・リーダー［ＫＯＬ］、学会なども含む）も加えた、計5者にブランド戦略を行う必要があると私は考えています。

ブランド戦略を進める順番も、最初に①自社の従業員からという点は同じですが、②取引先や③顧客の前に、④行政と⑤医師をはじめとする医療者にも、自社がどのような理念を持ち、どのような世界観を実現しようとしているかを知ってもらうのがよいでしょう。

これは、業界内の「インチキ医療」を排除するためです。医療業界や医療従事者のコミュニティでは、マーケティングだけうまくやって医療・ヘルスケアの課題解決には全く貢献しない、いわゆる「インチキ医療」をできる限り排除するために、法規制や医師らによる医学的見地からのチェックなどを行っています。このため行政に対しては、医療制度や医療政策に沿って事業を進めているかどうか、医療者に対しては現場のニーズ・課題に沿って事業を進めているかどうかを理解してもらう必要があります。

それぞれのステークホルダーと適切に対話をしながら事業内容の全体最適を図る必要があり、一見大変なステップですが、理解を得られれば自社の強力なサポーターになります。行政や医療者の信頼を得てお墨付きを得れば、取引先のやり取りもスムーズになり、顧客へのアプローチにおいても有利になるでしょう。

行政や医療者に対しては、医療制度・医療政策の知識や、医師には医師への、行政の官僚には官僚への適切なコミュニケーションスタイルが求められますが、自社ならではの理念と世界観を持ってそれぞれのステークホルダーと真摯に向き合うことで、他社には真似できないブランドを構築することができます。

（２）製品・サービスを「使ってもらう」

社会実装の一番のポイントは、そのサービスをどうやって継続的に利用してもらうかという点です。ここにはヘルスケアサービス独特の難しさがあります。適切な方法で継続的に使ってもらわなければ、十分な効果が発揮できない可能性があるのです。

新型コロナウイルス感染症の流行で、健康に対して不安を抱いた人であっても、全員が運動や食事に気をつけたり生活習慣を改めたりできたわけではありません。同じように、コロナ禍に匹敵するような健康不安が今後あったとしても、行動を変えるまでにはギャップがあるのです。

ヘルスケアサービスの利用を継続させる方法としては、大きく3つの方法が考えられます。順に紹介していきます。

●顧客の心をつなぎとめる3つの策

1つ目は「金銭的なインセンティブ」です。サービスを使用し続けることでお金がもらえたり、商品と交換できるポイントやマイレージがたまったり、保険料が安くなるなど、金銭的にメリットがあることでサービスを利用し続けやすくなるという戦略です。金銭的なインセンティブは通常、「お金が返ってくる」という設計を行いますが、逆に「高くする」という方法もあります。

例えばプライベートジムのライザップでは、初回のトレーニングを開始する前に、高額な入会金が必要です。高いお金を無駄にしたくないという気持ちから、そのサービスを利用し続けよう、結果にコミットしようという気持ちが生まれるというモデルです。同様に、オンラインフィットネスのPelotonは、最初に高額な運動用エアロバイクを購入してもらい、その後サブスクリプションでサービスが提供されます。やはり、エアロバイク代を無駄にしたくないという気持ちが働きます。

2つ目は「ゲーミフィケーション」です。ゲーム要素をサービスに入れることで、楽しみながらサービスを使い続けてもらうというコンセプトです。この例として、日本うんこ学会が開発しているスマホゲーム「うんコレ」が挙げられます。これは、味方のキャラクターを強くするために、一般的なスマホゲームでよく行われる「課金」の代わりに、毎日の排便（うんこ！）を報告し、ゲームを進めていきます。ゲームを楽しむ中で排便をモニタリングする習慣をつけ、大腸がんの兆候などを早期に発見することを目的としたものです。他にも「ポケモンGO」や「ドラゴンクエストウォーク」のように、スマホなどの位置情報を利用した「位置ゲー」は、歩数アップによる健康増進が期待されています。

3つ目は「顧客の選択」です。これは、サービスの入り口にハードルを設けるという方法で、辞めそうな人はそもそも最初からサービスを利用できないようにするといった考え方です。最初のサービスは無料で提供した上で、何らかの行動を取ってもらうよう指示します。毎回の食事の情報をスマホで送る、毎日運動する、飲酒や禁煙をしないなどの指示に対応したかどうかから、本人のやる気や覚悟を測ります。その中で、「この人はサービスを上手に活用してくれそう」という人に、本格的にサービスを提供するという仕組みです。この仕組みでは、途中でサービスから脱落する人を減らせます。また、一度抜けると再度入会するのが大変という心理も、継続への行動につながります。

また、顧客をコミュニティの形にすることで、サービスや製品などプロダクトへの意識の高い人たちが集まるグループが形成されます。サービス提供者－顧客の1対1ではなく、コミュニティのメンバー同士がN対Nでつながるように変化するのです。意識が高くやる気のある人の集まるコミュニティになると、メンバーが共に刺激し合い、お互い健康になっていくというサービスになります。

Ⅴ まとめ：医師は新規事業開発に向いている？

ここまで、事業開発の4つの段階、Ⅰ課題発見、Ⅱ解決策、ⅢMVPと検証、Ⅳ社会実装――について解説してきました。このような事業開発は医師、特に研究を行っていた医師にこそ向いていると私は思っています。

例えば、Ⅰの課題発見からⅡの解決策の段階は、研究に置き換えると、様々な背景研究の中から領域を決めて研究仮説を立てることに似ています。ⅢのＭＶＰと検証は、その研究仮説を示せそうな実験系を作り、実験して結果を検証するのと同様です。

ただ、研究の場合は、この実験から検証のプロセスで論文を執筆することがゴールとなっていることがほとんどです。大学などアカデミアの実績は研究成果、すなわち論文にひも付けられています。診察技術があること、手術の腕が良いことは、必ずしも大学での評価にはつながらないことが多く、あくまでも論文のインパクトファクターが評価の主となりがちです。こうした背景から、論文としてはテクノロジーを活用した実験とその検証まで行われていても、製品・サービスには至っていないものがたくさんあります。

例えば私の専門の眼科領域では、眼底写真からＡＩが疾患の判定を行うという内容の論文は国内外で多く発表されていますが、眼底疾患の診断支援を行うＡＩ医療機器は１つもありません。論文が多数あるにもかかわらず、製品・サービス化されていないために活用できないのです。ちなみに私は、このような研究成果を製品やサービスの形で社会実装をすることを専門とする「社会実装医」を目指しています。

Ⅵ　医療・ヘルスケア領域での「イノベーション」と「両利きの経営」

（1）「イノベーション」の本当の意味

よく「医療・ヘルスケア領域には『イノベーション』が必要だ」と言われていますが、ここで「**イノベーション**」の本当の意味を考えてみましょう。

イノベーションは、一般的に「技術革新」と訳されます（1956年の『経済白書』で「技術革新」と訳されブームとなりました）が、それは技術に限ったことではありません。イノベーションの父と言われる経済学者シュンペーターが、1912年（当時なんと29歳！）に著書『経済発展の理論』に挙げた、「企業による新結合の遂行」の「新結合」が、1939年の著書『景気循環論』において「イノベーション」と呼ばれるようになりました。イノベーションは「発明」とは明確に区別され、次の5つの内容が含まれます。

①新しい生産物の創出（プロダクトイノベーション：いまだ知られていない生産物、新しい品質の生産物）

②新しい生産方法の導入（プロセスイノベーション：未知・未実施だった生産方法、商品の新たな意味付けも含む）

③新しい市場の開拓（マーケットイノベーション：従来参加していなかった市場の開拓。この市場が既存のものかどうかは問わない）

④新しい資源の獲得（サプライチェーンイノベーション：新しい供給源）

⑤新しい組織の実現（組織イノベーション：独占の形成や破壊など）

これを見ると、生産方法・市場・資源・組織に関するものもイノベーションであり、技術革新による新しい製品・サービスの開発は①のみが該当し、本来の意味のイノベーションの、ほんの一部であることが分かります。

ちなみに、個人的には元の「新結合」という訳も少し分かりにくいと感じています。私は、実際の事業開発（商品・サービス開発）を因数分解してみると、「イノベーション＝創造（クリエーション）×社会実装（オペレーション）」になると考えています。「新結合」という表現は、あくまでこの「創造（クリエーション）」の部分で重要な考えであって、イノベーションの全体像を表現していないのではないでしょうか。

さて、この「創造」の部分では、既存のアイデアと既存のアイデアの掛け合わせ（新結合）が必要となりますが、その既存のアイデアを見いだすために重要になるのが、チャールズ・A・オライリーによって提唱された「**両利きの経営**」で取り上げられている「Exploration（知の探索）×Exploitation（知の深化）」だと考えています。

（2）医療・ヘルスケア領域の「両利きの経営」とは？

「Exploration（知の探索）」とは「自社の既存の認知の範囲を超えて遠くに認知を広げていこうとする行為」を指し、「Exploitation（知の深化）」は「自社の持つ一定領域の知を継続して深掘りし、磨きこんでいく行為」を指します。

これらを掛け合わせた「両利きの経営」とは、「専門領域を深めることと広い領域を勉強することを、あたかも右手と左手のように、両方バランスよく行う」ということだといえます。これは、会社だけではなく個人にも当てはまることだと思っています。

これをヘルスケアビジネスに当てはめて考えると、「Exploitation（知の深化）」に当たるのが医療の現場感や疾患、患者さんなどに対する深い理解、医療・ヘルスケア業界の理解であり、「Exploration（知の探索）」に当たるのが同業他社の動き、医療・ヘルスケアに関連する行政の動き、他業界の動き（社会の動き）の理解となるでしょう。ただし、これは医療者で事業を構想する「中の人」からの視点で、外の業界からヘルスケアビジネスを構想する「外の人」の場合は、深化と探索の内容が逆になります。この意味で、「中の人」と「外の人」との結合もまた、医療・ヘルスケア領域のイノベーションにおいて重要な要素だといえます。

医療業界は今まで、専門領域を深く考える「深化」ばかりが重視されてきてはいないでしょうか。高度な医療、専門の細分化など、もちろん「深化」を否定するわけではありませんが、新しいアプローチのためには「深化」だけでは不完全なのです。「深化」に加えて「探索」という幅広い考え方の受け入れを同時に行うことで、イノベーションにつながる新しいアプローチが見つかると考えています。「深化」と「探索」のバランスが重要なのです。

ただ、これは医療業界に限ったことではありません。普通に仕事をしていれば、自分の専門領域には深く（詳しく）なっていくでしょう（知の深化）。そこで、意識的に他領域のことも情報収集を行う（知の探索）ことで、イノベーションにつながるアイデアが生まれてきます。そしてそのアイデアを差別化するときに重要になるのが、前述のブランド戦略などの「コンセプト」です。

（3）医療・ヘルスケア領域で生まれるイノベーション

では、新しいアプローチによって、患者さんだけでなく一般の生活者が健康になるために、医療・ヘルスケア領域ではどのような新しい価値を提供できるのでしょうか。

繰り返しになりますが、かつての医療は「病気になって、病院に行って、初めて接するもの」でした。それが今は、健康診断やリハビリなど、病気になる前や病気が治った後も医療と接するのが当たり前になりました。そしてオンライン診療や在宅医療などにより、自宅でも医療と接する機会を持てるようになっています。これからの変化としては、さらに病気の様々な場面、さらに自宅には限らず幅広い日常の中で、医療との接点が多様化すると考えています。この流れにおいては、第3章で解説した「デジタルヘルス」が今以上に活用され、社会全体が健康になっていくと考えています。

政府の動きとしては、厚生労働省の「2040年を展望した社会保障・働き方改革本部」

では、医療福祉サービスの生産性向上に向けて、医師の単位時間当たりのサービスの提供量については7％以上の改善を目指すとしています。それを達成するための具体的な方法としてロボット、ＡＩ、ＩＣＴなどの実用化推進、オンラインでの服薬指導現場の効率化などの記載があります。

アメリカでは２０２０年、米食品医薬品局（ＦＤＡ）がデジタルヘルス研究センター（ＤＨＣＥ）を設立しました。これは、ソフトウェアおよびデバイスのデジタル領域において、医療機器や技術開発の促進することを目的とした機関です。このような動きが、デジタル改革の大きな推進力になることが期待されます。

（4）医療・ヘルスケア領域は変化が遅い

医療・ヘルスケア領域は他の領域よりも時代の変化のスピードが遅い集団だと感じています。逆に、先行している集団としては、エンタメ、音楽、飲食などの領域が挙げられます。私は他領域の中でも、特にこの3つの領域の動きに注目しています。

例えば、飲食業界では飲食店の比較サービスとして「ぐるなび」「食べログ」の次に「Retty」

が、その後「TERIYAKI」が登場しました。この流れは、まず基本的な「クリニックの比較・評価」、次に「医療機関の口コミサイト」、さらに「ボードメンバーによる医師の評価」が登場したという変遷にも似ています。このように、広い領域の情報収集を行うことは、イノベーションへの近道になるでしょう。

まだまだある、医療領域の参入余地

医療機関向けのサービスとして代表的なものに、電子カルテや予約管理システム、ウェブ問診システムなどがあります。これらは医療機関向けサービスとして語られますが、他にも医療機関の外からは意識されにくいサービスは他にもたくさんあります。レセプト（診療報酬）計算システムや医療機関内の清掃サービス、医療系スタッフの研修サービスなどです。また、医療機関も一般企業と同じように人事管理を行う必要があるため、勤怠管理をはじめとするＨＲ（人事）系システムや採用管理システムも必要です。もちろん税務や労務の仕事もあるため、税理士や社会保険労務士（社労士）との関わりがあるほか、法律的な問題があれば弁護士を頼る場面もあります。

医療領域はその専門性の高さから敬遠されがちですが、実は一般企業向けと同じようなサービス需要が存在しています。医療領域というだけで手が出しにくいと思われがちなため、現状はあまり多くの企業が参入していませんが、この領域はまだまだ他領域の知見やデジタル化によって、イノベーションが進む余地が大きいと確信しています。

参入に失敗しがちな「新しいアイデア」

一方で、ビジネスモデルの移植には注意が必要です。他領域から医療・ヘルスケア領域に参入しようとするとき、自分の専門領域で当たり前に使われているビジネスモデルを「そのまま」医療業界に応用しようとするケースをよく見かけます。私自身「医療業界で○○ということが行われていない」「△△領域で行われている手法の××を医療業界に持ってくれば効率化できる」と相談されることがよくあります。

なぜ今までそのモデルがなかったのか、明確な理由が分からないとき、その「新しいアイデア」は、医療・ヘルスケア領域のビジネスモデルとして「あやしい」と言わざるを得ません。正確には、医療業界でのビジネスに影響を与える法規制（医師法や医療法、薬機法、臨床研究法など）があるために、そのままでは医療・ヘルスケア領域では成立しないモデルである可能性が高いということです。逆に法規制が変わったタイミングであれば、他領域のビジネスモデルをうまく転用できる可能性があります。

事業の最適な参入タイミングは？

２０１５年8月にオンライン診療（遠隔診療）の解禁（正確には明確化）がなされたとき、私はオンライン診療の最盛期が訪れると感じました。どのような疾患でも再診でオンライン診療を行うことができて、今まで対面でなければできなかった診療がオンラインにも開かれるということはやはりとても革新的で、当時はベンチャーが多数参入しました。対照的に大企業はほとんど動かず、私は「やはり大企業は動きが遅いな」と思ったものでした。２０１６～１７年頃になってからオンライン診療に参入しようとするベンチャーは「後発」と言われ、正直「今さら参入しても遅い」と感じていました。

ただ、今から振り返ると、そのときはオンライン診療の最盛期ではありませんでした。その後、新型コロナウイルス感染拡大の影響で、２０２０年4月にオンライン診療の初診と再診が原則として全ての疾患で解禁された時限措置は、史上最もオンライン診療が進んだ出来事といえます。２０２２年の「オンライン診療の適切な実施に関する指針」の改訂と２０２２年度診療報酬改定は、時限措置と比べても遜色ない、いや、それ以上の変化だったと思います。

ここで押さえておきたいのは、イノベーターが「もう遅い」と思っているタイミングでは、そのサービスはまだメジャーになりきっていないということです。イノベーターの言う「もう遅い」を文字通りには受け取らず、むしろ「これから」と捉えた方がよい場合が多いのです。第3章で取り上げたガートナーのハイプ・サイクルでは、サービスは「過度な期待」の後に「幻滅期」を経て普及します。イノベーターたちの「幻滅」は、そのサービスが本当に広がっていく前触れであり、そこから数年後が一番伸びるタイミングと考えていいかもしれません。

例えば、２０１７年頃は仮想通貨のビットコインもイーサリアムも今のように安定したものとは見られていませんでした。その後、数年間の幻滅期を経て、今は資産管理のポートフォリオの一つとして当たり前の存在になっています。ＮＦＴにも同様のことがいえるでしょう。一番盛り上がった２０２１年末から２０２２年初頭に比べれば、その後は下火になっている印象がありますが、これも数年たてば、人気のCryptoPunksなどはその立ち位置が一般的に理解されるようになるのではないかと思っています。

その事業の参入タイミングとしていつが最適なのかは分かりません。ただ、いざ波が来たときに乗り遅れないよう、陸ではなく「海で待つ」べきだと私はよく言っています。陸から波が来るのを見るのではなく、海の上で波を感じながら、今だというときに波に乗るのです。恐らく、人生の中で波が来るタイミングはそう何回もありません。その一回一回を大切にするために、陸から眺めているのではなく、先に海に飛び込んで、浮かんで待ちましょう。

大企業とベンチャーでは解決できる課題が違う

解決できる社会課題は、ベンチャーと大企業とでも異なります。私は、プロジェクトごとに関わることで、その両方を支援していきたいと考えています。

大企業は今までの信頼や資金というリソースがあり、それらを活用することである種の「横綱相撲」ができます。大企業だからこそ、いきなり大企業と組んで事業を始めることができるのです。名前の知られていないベンチャーでは、インキュベーションプログラムなどでない限り、大企業に連絡を取っても相手にしてもらえません。ただし、大企業ならではの社内の関係やしがらみなどもあるのが難点でしょう。

一方のベンチャーは、現状の制度の下で、ゼロから事業を積み上げる必要がありますが、システムからビジネスモデル、チームまで、新規に作り上げられます。政府もベンチャーを支援する政策を多数始めており、良質な医療ベンチャーには人や資金が集まりやすくなっています。ベンチャーに身を置くことで、ベンチャー業界の最先端の動向を知ることができるというメリットもあります。

今はチームに必ずしも医師がいなくてもいい

医療領域の事業開発に関わる人から、よく「医師がいないと難しいのでしょうか？」と相談されることがあります。面白みのない答えですが、これは「ものによる」というのが率直な回答になります。

チームに医師がいるメリットの一つとして、「医師は医師と話しやすい」ということが挙げられます。例えば、医師や病院のニーズをヒアリングする際、医師がいるとダイレクトに医療機関の経営層にアプローチできたり、その医師を起点としてニーズ調査の場を見つけられたりします。これを外部の医師にお願いする場合、「自分ごと」になりにくく、思ったような効果が上がらないことがあります。また、サービス利用者からの「見え方」を意識して医師を経営層に配置する場合があります。

ただ、これも手段でしかなく、「医療現場の何を良くしようとするか」の設定が価値あるものならば、医師がいるかどうかは関係ないと考えています。医療者でなくても、本気になれば医療現場や医療制度の基本的なレベル、さらには医療領域の風習や医療者への対応といったところまで学べます。私もよく、企業への研修や役員への「家庭教師」として、非医療者への医療領域のレクチャーを行っています。オンライン化の進展により、こうした知見共有のハードルは低くなっており、医師の知見を外部から導入しやすくなっています。

もちろん、新規事業開発として、医療者自身がプログラミングやハードウェアの開発までできれば、それが一番手っ取り早い方法です。自分が望むものを自分自身で創ればいいわけです。ただ、自身で開発するといってもソフトウェアからハードウェアまで全てを知っている状態に到達するのは、ほぼ不可能といっていいでしょう。

眼科医が耳鼻科領域には詳しくないように、内科医が歯科領域に詳しくないように、例えばＡＩエンジニアがＶＲ開発の専門的な領域に詳しいわけではありません。開発には開発の専門家がいます。そこで、医療者自身が使いたい製品やサービスの形を表現する、そして医療者が表現するイメージを、適切な開発の専門家と共有することができれば、「絶対に欲しい（Must have）」製品やサービスの開発が一気に近づきます。

私自身は、医療者が欲しいものを挙げ、こういうニーズがあると伝えるだけではなく、欲しいものの形をイメージし、開発の専門企業とともに開発をスタートさせられるところまでを助けるプラットフォームを準備しています。自分で使いたいと思う製品やサービスを開発する医療者が増えれば、社会全体が健康な方向に進んでいくと確信しています。

ちなみに、意外とビジネス業界に医師は多くいます。しかし、医師といっても、医師免許を持っているだけで現在は診療をしていない人もいますし、診療をしていても、その立場によって情報の量と質が全く異なります。ある診療科の専門家として意見を聞くなら、リアルタイムに自分の専門領域の情報を更新していて、過去の経験だけではなく現在と未来についても含めて話せるという点が重要だと考えています。

みんなで共創を

ここまで見てきたように、医療・ヘルスケア領域は新しいテクノロジーを活用しながら、課題解決に向けて日々進歩しています。一方、医療現場に従事していると、非効率なことやうまくいかないことに遭遇する場面が多々あります。忙しい医療現場では、それらに立ち止まっている時間がないため、課題の洗い出しや解決が行われにくいのです。そのため、課題が山積みにされたままだったり、共有や言語化すらもされていなかったりします。今後求められるのは、課題を適切に洗い出し、新しい製品やサービスを開発していくことです。

そのためには、医療関係者だけでなく、テクノロジーを持つ企業や研究を行うアカデミア、ベンチャー企業などの協力が必要不可欠です。それぞれの立場から一緒に医療の未来を考え、健康的な社会につながる取り組みを共創していきたいと考えています。

今後の医療に何が必要か

２０２５年頃に訪れるであろう医療危機に備え、テクノロジーを活用した医療機器やサービスの開発に力を入れる企業は、今後ますます増えていくでしょう。しかし、本格的な「医療4.0」の時代にシフトするためには、まだいくつか乗り越えなければならない課題があります。

まずは、テクノロジーが先行して、法律の整備が後まわしになりがちである点。医療は人の健康や命に関わる領域であり、新しいテクノロジーの導入には慎重にならざるを得ない部分があります。このために法律で制限をかけているわけですが、一方で変革の足かせになることもあります。守る部分と攻める部分のバランスを取りながら、適切に法整備を進めていくことが必要です。

2つ目の課題は投資です。課題先進国の日本において、ヘルスケアビジネスの市場はさらなる成長が見込まれています。しかし、実際の投資の規模はまだ海外の10分の1程度です。日本は国民皆保険かつ総じて医療費が安いという特徴があることから、医療・ヘルスケア領域はマネタイズの難度が高い現状があります。海外では、バイオ産業を含めて利益をしっかりと出しながら成長している企業もあるので、今後は日本でどのように投資を加速させるかが鍵となるでしょう。

3つ目は、医師自身のマインドの問題です。社会には最先端のテクノロジーが一部で導入される一方で、医療業界では昔と同じ方法で診察や治療を行っている医師もいます。新しい方法=良いというわけではありませんが、現在のテクノロジーを活用することで、患者さんに対して質の高い医療やニーズに合った医療が提供できるのだとすれば、テクノロジーを活用しようとチャレンジすることも必要なのではないかと思っています。医師が自ら社会の変化や人々のニーズを敏感に感じ、自身も変わっていこうというマインドを持つことが求められています。この医師の「OSアップデート」については、次章で詳しく解説します。

第6章

「医療4.0」の実践

～どう考え行動すべきか～

第5章では、医療・ヘルスケア領域での製品・サービスの開発において必要になる視点について解説しました。ここからは、医療4.0（新医療1.0）を実践するに当たって、医療者をはじめとする個人がどのように考えどう行動すべきか、すなわち個人にどのような「ＯＳアップデート」が必要なのかについて、私の考えをご紹介します。

これからの医師の仕事として「起業家」が加わる

現在の医師の仕事としては、目の前の患者さんの治療、未来の治療を開発したり疾患の原因を突き止めたりする基礎研究、企業で働く社員の健康を管理する産業医、大学での後進医師の教育などがあります。これらに加えて、今後は「**起業**」が珍しくない選択肢になると考えています。

起業家というと「会社を創業する人」と思われがちですが、単語の成り立ちを見ると「事業を起こす人」ということで、新たに会社を立ち上げることだけを意味するわけではありません。事業を始めることが主であって、その結果として会社を作ることになるかもしれませんし、別の方法として、「社内起業」という形で会社に所属しながら事業を始めるのと同じように、医療機関に勤めながら事業を始めてもいいわけです。

以下では「起業家」は、何らかの形で事業を始める人のことを指すこととします。臨床医としての知識や経験は、企業と一緒に事業を始めたり、自らの手で新たな事業を立ち上げる上で、強力な武器となります。また、新たな医療・ヘルスケアの製品やサービスを社会に提供することは、他の選択肢と同様に社会貢献につながります。

例として私の「起業家」としての経験を紹介すると、臨床医（眼科専門医）として勤務していたとき、眼科用の手術器具「二刀流チョッパー（加藤式核分割チョッパー）」と、眼科専門医と非眼科医が相談できるサービス「メミルちゃん」を開発しました。

眼科医として臨床現場にいるときには、「患者さんの人生を手術で変える」という意識を持っていました。しかし、多数の手術を経験する中で、「このような器具があったらいいのに」と思う場面が増えてきました。そうした臨床の中で感じた問題意識から、縁あって企業とともに手術器具を開発することになりました。

眼科専門医と非眼科医が相談できるサービスは、当初私がメールで非眼科医の先生方からの眼疾患に関する相談に乗っていたのが発展したものでした。当時、「失明する人を1人でも減らしたい」という思いから、眼科以外の医師にも眼疾患のことをもっと知ってもらいたいと考え、非眼科医向けの眼科教育セミナーを行っていました。そうした中で、眼科以外の医師の知り合いが増えるにつれて、眼科以外でも目の診察が行われている場面が多いことを実感しました。例えば離島診療や訪問診療の場面、眼科のない病院に入院中の患者さんが目の不調を訴えたときなどには、非眼科医が眼科診療を行う場面が多くあるのです。

そこで、非眼科医から目の写真をメールで送ってもらい、眼科専門医として治療方針などの相談に乗るという取り組みを始めました。当初の相談件数は1週間に1、2件でしたが、あっという間に1000人以上の医師に登録していただき、毎日数件の相談が寄せられるようになりました。同時期に、エクスメディオというベンチャー企業が、皮膚疾患に関する医師間での相談サービス「ヒフミルくん」を開始していることを知りました。メールでの相談の返信管理が大変になっていたこともあり、その後、私は眼科相談サービスをエクスメディオで運営してもらうことを決めました。ビジネス的には事業譲渡を行い、その後も私は事業に関わるという形です。エクスメディオは医療の現場をより良くしようとする思いを同じくしており、また、医師が相談する際に、同じサービス内で皮膚科と眼科、両方の相談に対応している方が使いやすいと考えたためです。なおこれは後日談ですが、このときの事業譲渡とその後の事業参画は、金銭ではなく株式などの形で行われました。2019年にエクスメディオはマイナビの子会社となり、その際に私も金銭的な報酬を得ることになります。ちなみに、ここで得た金銭的報酬は、今は全てベンチャー投資に使っています。新しい事業を創る中で得られたお金なので、やはり新しい事業を創ろうとしている人や企業に還元することが適切と考えたためです。

医師の仕事として起業が一般的になると思われるもう一つの背景が、医師の働き方改革です。2024年4月から医師の時間外労働時間の上限規制が適用されることで、今まで長時間の外勤で収入を増やしていた医師も、法律上それができなくなり、収入源が減ることになります。医師がその知識や経験を活用して「起業家」という肩書を持つことは、間接的に金銭的な報酬を得ることにつながります。労働基準法が適用されない業務形態であれば、企業の顧問やアドバイザーを務めたり、業務委託を受けることができるのです。新規事業が軌道に乗れば、その利益の一部を永続的に受け取るという契約が可能な場合もあります。共同開発する企業がベンチャーの場合、株式やストックオプションと呼ばれる新株予約権を報酬として得ることで、企業の成長とともにその報酬の価値が上がることもあり得ます。医師が起業したり、事業に参画したりすることは、社会貢献としてのやりがいという面だけではなく、金銭的な報酬の面でも、これからの医師の生き方の一つになり得ると考えています。

「ノウハウ（Know How）」よりも「ノウフー（Know Who）」

私はビジネスを「手元資源を最大化させながら、社会に価値を生み出していくもの」と捉えています。各個人が持っているものには差がありますが、その手元にあるものをどう活用し、社会が求めるもの、世の中に喜んでもらえるものを創出できるかを考えるのが、ビジネスの面白いところだと考えています。ここでいう「手元資源」とは、具体的には①金融資源、②労働資源、③社会資源――の３つです。

①金融資源は、文字通り「手元にある資金」のことです。資金を使ってモノを買ったり、サービス開発を外注したり、人を雇用するのに必要です。

②労働資源も、読んで字のごとく「労働できる資源」です。すなわち「労働力」のことで、自分自身と①の金融資源によって雇用した人の労働力を足したものです。

手元にある資源として、大抵は①と②だけしか考えられていないことが多いのですが、これからの時代は③社会資源の重要性が高まっていると感じます。社会資源とは通常、社会生活上の様々な問題を解決するために活用される制度や施設、知識、技術などの総称ですが、ここでは「社会の中で培った手元資源」という意味として、人脈や人間関係、自身が頼れる人の存在などを表すこととします。

医療・ヘルスケア領域は制度の専門性が高く、一人の力で全領域の最新情報を追うのは難しいのが実情です。例えば私自身、デジタルヘルス領域のAIや遠隔医療、プログラム医療機器に関する薬事やマーケティングについてなら自信がありますが、医療機器の品質管理システム（QMS）の省令やその変化などについてはまだまだ弱く、この分野の最新動向に詳しい社内のメンバーにポイントを聞いています。他にも、例えば産婦人科領域のプロダクトを扱うに当たっては、医師国家試験で勉強した内容以上の専門的な知識や、臨床的な経験を基にした知見は持ち合わせていません。「餅は餅屋」で、各診療科領域の専門的な情報は、やはり各分野の専門家に聞くのが最も確実です。

このように、医療・ヘルスケア領域で事業開発を試みる際には、「ノウハウ（Know How）」を1人でカバーすることはできず、むしろ各分野の知見について聞くことができる人がどれだけいるか、いうなれば「**ノウフー（Know Who）**」が重要になります。何事も自分の力だけで成し遂げられる人の方が格好いいと思うこともあるでしょう。しかし、技術の進歩や複雑化が加速するこれからの時代、自分の力や専門性だけで事業の全てを担うのは困難です。また、自分のことは自分が一番分からないという側面があり、自分の強み・弱みにも自力ではなかなか気付けないものです。自らの手元にある社会資源である「ノウフー(Know Who)」を最大限活用するのが、新規事業を実現する近道といえるでしょう。

また、手元資源を社会の価値に変えるビジネスを実行する上で、もう一つ忘れてはならない制約条件があります。それは「時間」です。１つの製品やサービスを開発するのには数年を要することもあり、人間の寿命を考えれば、一生のうちに自分で何個ものサービスをゼロから作り上げることは、かなり難しいと言わざるを得ません。しかし、医療・ヘルスケア領域には、今すぐにでも解決したい課題が山積しています。

ここで重要になるのが、開発に当たっての時間を節約することと、知見を共有することです。先行事例で真似したいと思える要素は積極的に取り入れつつ、先人の失敗は繰り返さないように注意することで、限りある時間の中で製品・サービスの開発を加速できます。「車輪の再発明」を繰り返してはいけません。こうした経験を通して得られた知見を、同じ志を持つ人たちと共有することで、社会や医療をより良くする取り組みが同時多発的に進んでいくでしょう。

こうした期待もあり、私は自分が知っていることを全て共有しようという思いを持っています。本書は、私が厚生労働省を離れて、ビジネスに全力で取り組んできた直近5年間の集大成と思って執筆しており、私のヘルステックビジネスの視点や事業開発の考え方、マインドを全て詰め込んでいるつもりです。知識・知見の共有は、他の人の助けになるだけでなく、自分自身にもメリットがあると考えています。自分の知っていることを整理し、共有することで、また新しい知識が入ってくる余地が生まれるのです。そして何より、知識は持っているだけでは意味がなく、その知識を自分や他の人が活用することで初めて役に立つのです。

年を取ってからの起業では遅いのか？

ビジネスにおいて時間は重要な制約の一つですが、これに関連して医師の起業について、「年を取ってからの起業では遅いのか」という質問がよく上がります。具体的には、専門医の取得後など、卒後10〜15年目の起業では、新たな製品・サービスの開発には出遅れているのではないかという懸念です。これについて私は、起業には遅すぎるということはなく、遅い場合には遅いからこその有利な点もあると考えています。例えば、慶應義塾大学医学部眼科学教室名誉教授の坪田一男先生が2012年に起業した坪田ラボが挙げられます。坪田先生の圧倒的な実績、能力、そして人脈を生かして眼科領域でのビジネスを展開し、２０２２年６月には東京証券取引所グロース市場への新規上場を果たしました。

10年以上医療業界にいた人は、前項で挙げた３つの資源のうち、③の社会資源を多く有しています。卒後すぐで人脈も信用もまだ乏しい人と比べると、10年以上の臨床経験とその中で構築してきた人脈を活用し、ビジネスを進めることができるのは大きなメリットです。

時間の要素は確かにデメリットになり得ます。卒後すぐと比べて、直接手を動かす仕事が減っていたり、家庭や社会的地位に伴う予定がありなかなか長時間を割けない場合もあります。生活・仕事の大きな変化に対して保守的になってしまうという側面もあるでしょう。しかし、そうしたハードルを乗り越えられれば、社会資源を多く持つという強みを生かし、ビジネスの世界でも十分太刀打ちできる、いやそれ以上の活躍も可能だと私は考えています。

「ワーク・イン・ライフ」の実践

限られた時間をどう生かすかという観点では、最近、仕事と生活のバランスがとれた生き方を表す「ワーク・ライフ・バランス」という言葉をよく耳にします。しかし実は、私はこ

図33　ワーク・イン・ライフの考え方

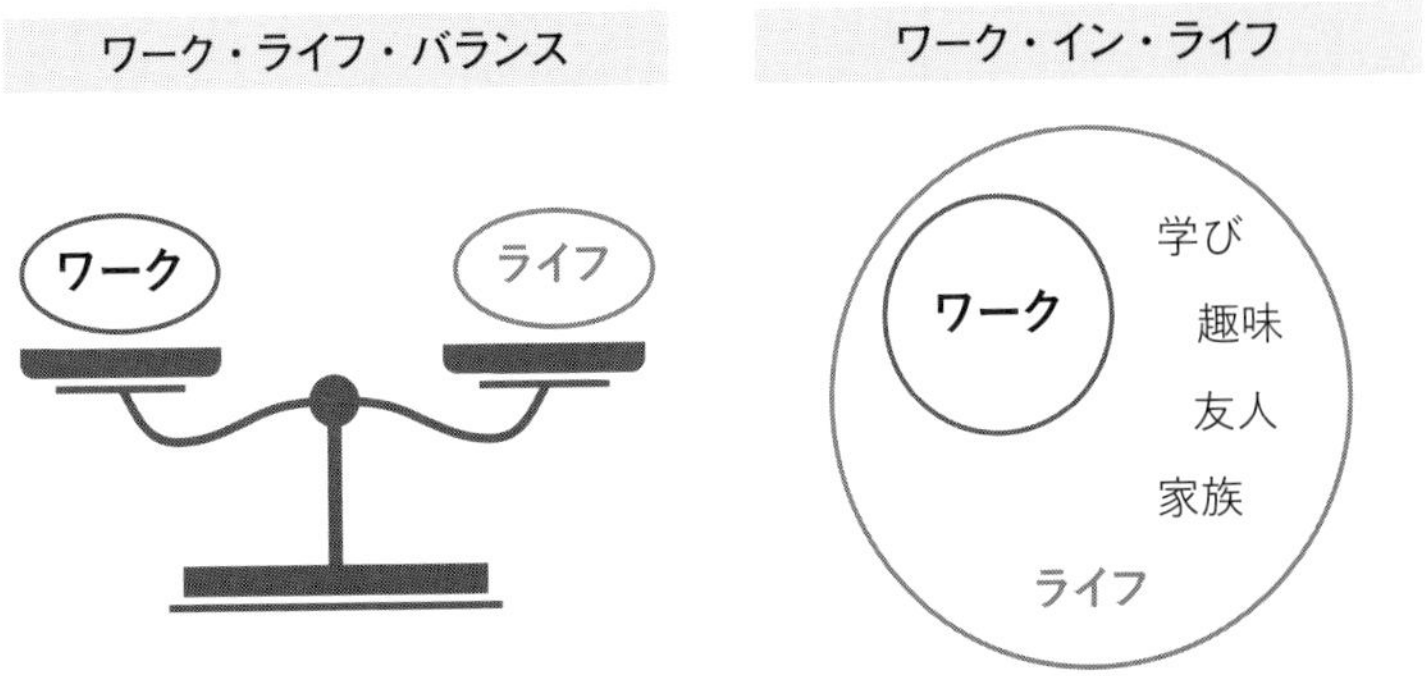

自分が思い描く「ライフ（人生）」を実現する
手段の一つが「ワーク（仕事）」

の言葉があまり好きではありません。「ライフ」と「ワーク」が完全に分かれていて、別のものと捉えているように感じるためです。代わりに私は、仕事と生活の捉え方として、**「ワーク・イン・ライフ」**という考え方を実践しています**（図33）**。ライフ（人生）の中の構成要素としてワーク（仕事）があると捉えているのです。言い換えれば、自分が思い描くライフ（人生）を実現する手段の一つとして、ワーク（仕事）も充実したものにしたいと思っています。ワーク以外のライフの時間は、学びや趣味を楽しんだり、友人と遊びに行ったり、家族と過ごしたりするなど、多様な過ごし方を全部含めてライフを充実させていくというのが「ワーク・イン・ライフ」のスタンスです。

1日の時間配分を考えると、24時間のうち7～8時間を睡眠に使うとすると、残りの起きている時間は16～17時間ほどになります。労働基準法では、1日の労働時間は原則8時間とされているので、起きている時間の約半分がワークの時間となります。時間外労働をしていれば、起きている時間の半分以上がワークの時間になってしまうわけです。こう考えると、充実した人生を過ごすためには、ワークをライフと分離して捉えるのではなく、ライフの一部としてワークをより楽しいものにするのが得策ではないでしょうか。

また、コロナ禍による社会の変化は、期せずして「ワーク・イン・ライフ」をより実践しやすくする環境整備につながりました。リモートワークやリモート会議の普及で、プライベートと仕事の境界線が曖昧になり、自宅で家族と過ごしながら仕事をすることもできるようになりました。

ただ、ここでご紹介した「ワーク・イン・ライフ」の理念は、あくまでも理想論です。実際、いつでも楽しみながらワークができるとは限りません。またそもそも、このような考え方がしっくりくる人ばかりでもありません。ただ、掲げる理想がないと物事がなかなか進まないのもまた事実です。「ワーク・イン・ライフ」の意識を持ち実践する人が増えることで、日本の医療を持続可能な形で発展させていくことにつながればよいと考えています。

時間は「平等に与えられた資源」

「ワーク・イン・ライフ」の実践には、1日の時間の使い方に意識的になることが必要です。ここで、私が取り入れている「1日を1000分として考える」という考え方をご紹介します。

1日24時間のうち、睡眠時間を除く「活動している時間」は、前述のように16時間＝960分ほどです。これを分かりやすいように「1000分」として考えると、1日の時間の使い方が把握しやすくなります。例えば、2時間のオンライン会議を行うと、1000分のうち120分なので12％となり、この会議は「1日の12％の時間」を占めていることになります。

通常の労働時間8時間は、1日の約半分に相当することは前述の通りです。さらに、2時間のオンライン会議は、労働時間の4分の1に相当します。その2時間の会議は、本当に1日の12％や、1日の労働時間の4分の1を使うに値する有意義なものでしょうか。逆に、例えば会議を通して得られたものが1日の5％程度だったと感じたら、逆算して会議の時間を

50分程度に再設定できるかもしれません。

時間は、誰に対しても平等に与えられた資源です。朝起きたときは一見、1日の時間はたくさんあるように思えますが、「1000分」という具体的な数字として可視化すると、その時間の使い方に真剣に向き合えるでしょう。さらに切実にこの1000分の使い方を意識するには、「朝起きたとき、財布の中に1000円入っている」というイメージを私は持っています。2時間の会議は、このうち120円を使ったと捉えるのです。だらだらとネットサーフィンして1時間過ぎていたら、60円を浪費してしまったということです。「時間は貴重」という表現は使い古されていますが、お金は誰しもそうそう浪費したくないものなので、1日の時間を「1000円」というお金として捉えることで、私は時間の貴重さを意識しやすくなっています。まさに「時は金なり」というわけです。

「薄く広く」積極的にチャレンジする

新規事業など何か新しいことを始めるに当たって、自分の中である程度知識や経験を身につけてからでないと、本格的に行動を起こせないという人は多いと思います。水泳で例えるならば、「泳げるようになるまで海にもプールにも行かない」という考え方です。しかし、これは今の時代においては、最適な行動指針ではないと考えています。というのも、ある程度「泳ぎ方の基本」をインプットしたら、後は溺れない程度に海かプールに行って泳ぎの練習をしないことには、本当に泳げるようにはなりません。もちろん、コーチに横で教えてもらいながら、海やプールでじっくり泳ぎの練習ができるに越したことありません。家でクロールの理論を勉強するのも、ごく初期の段階までは有効でしょう。しかし、それだけでは決して、一人で泳げるようにはなりません。

これからの時代のビジネスにこの考え方が適合していないと感じるのは、たとえ時間をかけてスキルを学んでから行動したとしても、実際のビジネスの場面でどのスキルが本当に役に立つのか、事前にはなかなか予測できないからです。第4次産業革命の時代、テクノロジーが指数関数的に進歩すると考えられるのは、第2章で述べた通りです。新規事業を始めてある程度形になるであろう数年後ですら、今は思いもよらないスキルが生かせる時代になっているかもしれません。従って、限られたスキルの習得に注力するのではなく、「薄く広く」新しいことに関心を持ち、積極的にチャレンジする方が、かえってリスクが少ないといえるでしょう。クロールの理論を完全に理解して、泳げる確固たる自信がつく段階などは待たずに、まずは海やプールに行ってみるべきだと私は考えています。

何のスキルがどこで生きるか予想がつかない時代においては、場合によっては「損切り」する勇気も必要です。人間の心理は「サンクコスト」を過大評価する傾向があります。サンクコストとは、日本語では「埋没費用」で、これまである行為に投下した費用のうち、今後は回収できない分のことです。もはや戻ってこない費用であれば、その行為を続けるかどうかの判断には本来影響しないはずですが、人はこれをつい意識して「損切り」をためらってしまうものです。全く利益が出る見込みがない新規事業をやめたいものの、これまでの投入資金が無駄になるからやめられないという状況がこれに相当します。しかし、変化が加速するこの時代には、サンクコストを無視して損切りする必要に迫られる場面が増えるでしょう。これは時間をかけて身に付けたスキルについても、また新規事業そのものにも当てはまります。

もっとも、新しいことに挑戦したときの「失敗」は、その全てがサンクコストになるというわけではありません。失敗にこそ、その後に生かせる学びがあるからです。「勝ちに不思議の勝ちあり。負けに不思議の負けなし」――。これは、計24シーズンにわたってプロ野球監督を務め、数々の名選手を育て上げた故・野村克也監督が残した言葉です。もともとは江戸時代の剣術書からの引用で、「勝ち」には偶然の要素がある一方、「負け」には必ず理由があるという意味です。私はビジネスの視点で、この言葉を「失敗はルールがある、成功はアートである」と理解しています。つまり、学ぶべきは「成功」よりも、むしろ「失敗」からということです。そう考えると、自ら行動して生まれる「失敗」はサンクコストになるどころか、新たな挑戦への財産になると捉えられるのではないでしょうか。

今が新しいことの「始め時」

では、新規事業など新たな挑戦の「始め時」は、結局のところいつがよいのでしょうか。よく「○○になったら、△△したい」と言っている人がいます。何かを始めるのに「定年まで働いたら」「何万円貯金をしたら」などの条件を設けてしまうのです。しかし、何かしたいことが既にあるのなら、すぐにでも始めればよいと私は思っています。

とはいえかつては、「したいことがあればすぐに始める」という生き方を実践するのは難しかったといえます。多くの場合、新しいことを始めるのには、お金が必要です。だからこそ、お金を貯めてからやりたいことを始めるという順序だったわけですが、今の時代はお金を集める手段が増え、さらに集められる金額も増えています。ベンチャーキャピタルなどから資金調達できる金額は、ここ10年で10倍近く増えた印象です。また、最近ではクラウドファンディングも、ベンチャー企業や大学の研究者、さらには一般市民にまで普及してきました。何かを始めたいときに「お金が障壁となって始められない」という場面は、10年前と比べてかなり少なくなったと感じています。

医療・ヘルスケア領域の新規事業は、一般の生活者や患者さんにとって身近なものである場合も多く、この傾向は日常生活と医療の接点が増える医療4.0の時代、ますます顕著になると予想されます。やりたいことが多くの人に応援されるものであるほど、様々な手法で資金を集めやすくなります。この点で、医療・ヘルスケア領域はこれからの時代において新規事業のハードルが低い分野ともいえるでしょう。

「自分が分からないもの」を悪としない

このように、新しい取り組みを進めるという話をする度に、私はよく怒られてきました。既存の枠組みにはとらわれない新しい取り組みを始めて、それが軌道に乗ってきたとしても、残念ながら頭ごなしに否定し続ける人が必ずいるものです。これは大抵の場合、そういった人がいつまでも自分の価値観だけで物事を判断しているのが原因です。その価値観が時代遅れのものになっていても、そのことにはなかなか気付けないのです。時代遅れの価値観から脱却できずにいると、意識的になのか無意識的になのか、「今流行っているもの」に対する抵抗感を示し、時代の流れに逆行しがちです。それは自分の価値観の範疇では、今それがなぜ流行っているのかを理解できないからです。人は得てして、自分が分からないものに否定的な目を向けてしまいがちですが、流行っているものには流行っている理由があります。いくらそれが自分の価値観と合わないものだとしても、実際に一定のコミュニティーで受け入れられているのです。そのことに思い至れなくなっていたら、自分の価値観が時代遅れになっていることに自覚的になる必要があると思っています。時代遅れの人は、コミュニティーごと時代遅れになるのです。

さらに、自分の理解の範疇を超えているものは、あくまでも「自分が分からないもの」であって、それ以上でも以下でもありません。あえて主語を大きくしますが、日本人は概して自分には分からないものを「悪い」と見る傾向があります。常識と違った行動をする人を「異常」と見なして批判しがちなのです。私はこうした風潮に真っ向から反対します。むしろ「異常」こそ大事にする社会であるべきであり、私は「流行っているものは正しい」と考えることをルールにしています。

　高度経済成長期、大量生産社会の発展で急速な経済成長を成し遂げていた時代には、マニュアル通りに動く画一的な人間が必要とされました。しかし、今やその経済成長は頭打ちとなり、さらにそうした画一的な仕事は、ロボットとＡＩに代替される時代となりました。これからの社会で、ロボットやＡＩではなく人間が担うべきことは、他の誰もと同じ画一的な行動ではありません。常識の枠にとらわれず、創造性を伴うある種「異常」な行動を取れる人こそ、今の時代に求められているはずです。

先が分からないことを前提とした生き方

　最後になって身も蓋もないことを言うようですが、ここまでご紹介してきた様々な未来予測は、全くもって的中しないかもしれません。ぜひ２０３０年をお楽しみにしていただきたいのですが、第４次産業革命のテクノロジーが加速度的に社会を変えていくこの時代、何が起こるのかは本当のところは分からないのです。例えるならば、明治維新の前後や、第２次世界大戦の前後のように、価値観が180度変わり得る激動の時代に私たちは生きているのです。

2020年に新型コロナウイルスのパンデミックが起こるまでは、これほど急速にリモート化やデジタル化が進み、生活スタイルが激変するとは全く予想できていませんでした。改めて、予想だにしない出来事は文字通り「予想できない」ことを思い知らされました。これからも、どこで大規模な災害が起こるか分かりませんし、大きな国が崩壊しているかもしれません。通貨や国境線など、今まで当たり前と思っていたものや価値観が、大きく揺らぐ場面に出くわすかもしれません。逆に、もはや時代遅れだと思っていたものが復権することもあり得ます。現在、世界的に動画配信サービスが人気を博していますが、逆に今後、テレビが違う形態で生き残って再成長することもあり得ます。日本だけが世界のトレンドとは異なる道をたどる事例もあります。例えば、今でこそ絶滅危惧種になってしまったガラケーは、2000年代初頭に日本独自の多機能な携帯電話として発展を遂げていました。

こうした時代においては、「先には何も決められない」ことを理解する必要があります。今持っている考え方だけで行動を規定してしまうのではなく、世の中の空気感や価値観の変化をいち早く感じ取り、自らの行動を新しい方向に常に変えていく柔軟性が大事です。社会の変化の兆しを感じ取るための手段として、私は「百葉箱」のように情報を定点観測しています。定点観測している何十人かのTwitterなどSNSでの発言や、オンラインサロンなどのコミュニティーの空気感、新聞や雑誌における話題の変化をチェックしています。大量の情報をインプットし、適切な方向性を考えるためには、手間も労力も惜しむべきではないと考えています。

また、適切な行動を考えることと、それを実行することとは分けて考える必要があります。同じことをするにも、そのタイミングによって効果は異なります。「機が熟した」タイミングを見極めて行動を起こすのにも、やはり柔軟性が求められます。実は本書は、2019年から構想がありましたが、コロナ禍の始まりとともに一旦保留とし、感染状況が一旦落ち着きアフターコロナの様相が見えてきた2022年のこのタイミングで刊行することとなりました。物事を進めるためにはその内容だけではなく、適切なタイミングが大切です。

社会も、自分自身も、「明日どうなるか分からない」ことを前提とした考え方と行動が求められるといえるでしょう。

「本当にやりたいこと」に向き合う

当たり前のことのようですが、何か新しいことを始めるときには、「自分が本当にやりたいこと」に真剣に向き合う必要があります。それは自分の内から湧き上がる「欲望」のようなもので、初めのうちは失敗を恐れたり、思うように進まないことを恥じたりするものです。しかし、自分が自分自身の最大の理解者となることで、初めて周囲の理解も得られるものです。自分を理解するためにも「それが本当にやりたいことなのか」「実は他にもっとやりたいことがあるのではないか」と自問し続けることが必要です。「本当にやりたいこと」をはっきりさせないまま何となく続けていて、何か大きなことをなし遂げるのは不可能だと思っています。

結局のところ、自分の本当にやりたいこと、そしてそれに向かってどう行動すべきかは本人にしか分からないわけですが、その探究の一助としていただきたく、最後に私の「行動指針」とそれを基に「これから本当にやりたいこと」をご紹介します。

まず、私が本当にやりたいことを実践するための行動指針としているのは、次の3つです。

①後悔なく思い切りチャレンジする

人生は1回きりのものなので、後悔をしない人生を送りたいと思っています。「人間万事塞翁が馬」というように、ある時期には落ち込むようなことがあっても、後から振り返ると良い経験だったと昇華されることもあります。後から振り返ったときに少なくとも後悔することだけはないよう、今できるチャレンジに全力で取り組みたいと思っています。

②日々精進を怠らない

思い切りチャレンジし続けるには、日々の精進が不可欠です。毎日の積み重ねを後から振り返れば、後悔ではなく成長を感じられます。私は毎日、昨日の自分よりも「0.1％成長する」ことを意識しています。0.1％というのは何でもよく、本を少し読んで知識を増やしたり、経験したことを文章にまとめたり、やろうと思い立ったチャレンジに応募してみたり、色々と考えられます。0.1％の成長は1日では小さな変化ですが、これが1カ月、1年、3年と積み重なればその累乗で大きな成長となります。1カ月では$1.001^{30}≒1.03$で3％の成長ですが、1年では$1.001^{365}≒1.44$で44％の成長、3年は約１０００日として$1.001^{1000}≒2.7$となり、元の2.7倍と考えれば、全く違った人間になっているでしょう。私自身、毎日0.1％の成長を続けることで、明らかに3年前、5年前により大きく変化した自分を感じています。このように日々精進することは、自分の自信にもつながります。

③プロとして胸を張る

そして最後に、何より大事にしているのは、自分が「プロ」であるという意識です。これは医師からすれば当たり前のことかもしれません。患者さんから見れば、1年目の医師も30年目の医師も同じ「プロの医師」です。プロとして仕事をしている以上、プロであることに胸を張れるだけの結果を出さなければなりません。最初のうちは、張りぼてのプロ意識かもしれません。それが日々の研鑽と挑戦によって、心から自信を持って胸を張れる「プロ」になれる日が来るのです。

これらの行動指針を心に留めながら私が「本当にやりたいこと」は、「新しい医師の生き方、新しい医療の世界観を社会に届けたい」ということです。そして医療4.0の時代に私が本当にやりたいこととして、具体的には以下の3つを実践したいと考えています。

（１）医療・ヘルスケアをより良くする新しい事業を創りたい

医療・ヘルスケア領域にはやるべきことが山積しており、多くの人や起業の参入が求められています。ステークホルダーの多さや制度上の制約など、様々な要素を最適化しながら進める必要があり、事業開発としてとても「頭を使う」領域だと思っています。だからこそ、私は医療・ヘルスケアが本当に「面白い」領域だと感じています。そんな理屈は抜きにしても、私は暇な時間があったら医療・ヘルスケア領域の事業や関係する取り組みについて調べるのが本当に好きで、プレスリリースをあさって読んだり、ベンチャーのウェブサイトを見て内容が変わったり新しい情報が出たりしていないか確認しています。本書で記したような新しい医療の世界観を思い描きながら、医療・ヘルスケア領域の事業開発に熱狂しているのです。

ただ、自分の体は１つだけで、１日は24時間しかありません。本当は自分でいくらでも事業開発をしていきたいのですが、それには限界があるので、自社以外で医療・ヘルスケア領域の事業開発に関わる人たちにも、自分の頭で最大限のサポートをしていきたいと考えています。第４章で取り上げた「医療と算盤」を実践すべく、渋沢栄一を見習って生涯で何百もの医療・ヘルスケア領域の事業に関わるのが夢です。

（2）まだ誰も注目していない人や企業を見つけて紹介したい

自分はもともと、投資家やトレジャーハンターのようなマインドがあり、誰も注目していない人や企業を見つけて、「ここにこんな良い人（企業）がいます！」と誰よりも先に世の中に知らしめたいのです。そして、その人や企業が実際に「売れた」ときには自慢したいのです。もちろん、そうした人や企業を私が見つけて紹介し、知ってもらうために、私自身が「何者」かでないと周りから話を聞いてもらうこともできません。そのためにも、ある程度は私がインフルエンサーになる必要があると考えてきました。これからはさらに、私が見つけて応援する人や企業が「売れる」ように（自分が自慢できるように）、自分ができる最大限のサポートをしたいと考えています。

（3）これからの医師のロールモデルになりたい

根本的な考え方として、「医師という職業は手段の一つ」だと思っています。世の中ではしばしば「医学部に入る」「医師になる」といった目標が掲げられ、医師があたかも目的のように見なされる節があります。しかし、人生における表現の一つが職業であり、その職業の一つが医師である以上、医師はあくまでも人生における手段だと私は考えています。

医師とは何かを考えるとき、私はいつも医師法に立ち返ります。医師法第1条は、医師の役割が「社会を健康にする」ことだという趣旨です。医師の役割は診療することだけではないのです。このように「医師」という存在を捉え、医師一人ひとりが医師という手段を自分らしく実践するために、自分自身の生き方を考えられるとよいと思っています。私はそのとき、ロールモデルの一人になりたいと思っています。

以上の3つが私のやりたいことですが、これらを実践していくことで、結果として「社会が健康になることにつながる」と思っています。ぜひ、私のこのような思いを応援・支援していただけたり、一緒に何かをできるという方や企業の方々は、ご連絡いただければ幸いです。

最後に、私をはじめ、医療・ヘルスケアの世界に関わる一人ひとりが、自分が何をしたいのか、何を成し遂げたいのかということにしっかり向き合い、実践を重ねていけば、日本の医療の未来は必ず明るいものになると確信しています。

あとがき

　2018年に刊行した前書『医療4.0 第4次産業革命時代の医療』は、帯に「歴史的転換点到来！」と書いていたように、医療における大きな時代の転換を先んじて紹介した本でした。そこで取り上げていたオンライン診療やAI医療機器、治療用アプリなどの取り組みは、2022年現在、医療現場において既に一般的なものになりつつあります。

　この前書は、2030年に向けて未来を描く30人の医師へのインタビューを通して、「医療の未来を考える人が増えてほしい」と思って執筆しました。そして本書『医療4.0 実践編』は、この本を読んで「医療の未来を『実践』する人が増えてほしい」と思って執筆してきました。2018年時点と比べれば、新しい医療の実践に取り組む人や企業は格段に増えてきていますが、まだまだ足りないのです。

　本文中でも触れたように、1960年代に形作られた日本の医療システムは、そもそも高齢者が少ない時代に確立されたシステムであり、日本の医療をプロダクト・ライフサイクルとして捉えると、今は衰退期に当たります。現状の医療システムのままで、医療の発展が続くはずがないのです。恐らく2030年までには、医療システムの大変革が起こるはずです。そして、それには必ずデジタル化やDXが関わっています。

ただ、デジタル化やDXはあくまでも手段です。未来の医療を想像して、それに適した形で最新のテクノロジーを今の医療・ヘルスケアのシステムに取り入れていかなければなりません。そのためには、多くのステークホルダーとの「対話」が必要です。対話を通じてそれぞれの立場を互いに理解し、未来のタイムラインを共有しながら、その実現に向けてシステムをアップデートしていくべきなのです。医療・ヘルスケア領域に関わる人たちは、人々の健康や患者さんの治療に貢献したいという気持ちで、数ある業界の中から医療・ヘルスケアの世界を選んでいるはずで、この気持ちを共有するステークホルダー同士、より良い医療・ヘルスケアの実現に向けて共創していけるのではないでしょうか。

ここで特に力になるのは、若い世代です。何のしがらみもなく未来の医療を考え、実行していく若者の力です。そして、そうした若い力を最大限に発揮するために必要なのが、新しい医療を実行しようとする人や企業を応援する年長者の理解です。

私は、2010年の「デジタルヘルス元年」の時点では医師になって4年目で、そこから日本の医療のデジタル化が進んでいくのとともにキャリアを歩んできました。私はこれからも引き続き新しい医療のプレーヤーであり続けますが、同時に、日本の医療におけるデジタル化の歴史を目撃してきた立場として、上の世代と若者とのつなぎ役にもなりたいと思っています。

今回もこのように思いばかりが先行して、原稿執筆の折にはたくさんご迷惑をおかけした中で、丁寧に編集し本書を完成させてくださった日経メディカルの安藤亮さんには感謝してもしきれません。本当にありがとうございます。

また、今の自分があるのは、いつも貴重なチャンスやご指導を頂いてきた師匠の先生方のおかげです。京都府立医科大学の木下茂名誉教授、スタンフォード大学の池野文昭先生、眼科医の武蔵国弘先生、産業医の大室正志先生、守屋実事務所の守屋実先生、経営コンサルタントの神田昌典先生。私も先生方のように、次世代を担う若者たちにチャンスや支援を与えられる存在になりたいと思っています。そして、いつも私に関わってくださっている方々、オンラインサロンの「ヘルスケアビジネス研究会」のメンバーにも心より感謝しています。多くの人に助けていただいている分、私自身しっかり社会に貢献していかなければならないと改めて思っています。

若者は変革を。そして年長者は理解を。

様々な課題が噴出している日本の医療は、「変革」がなければこのまま衰退してしまいます。本書を通して、多くのステークホルダーの方々が一緒に医療の未来を創造し、日本の医療に対して「自分も何かできるのではないだろうか」と感じて実践につなげていただければ幸いです。私の周りでは最近、医療・ヘルスケア領域に挑戦する20代の起業家が増えてきました。これからますます面白い取り組みが生まれてきそうで、ワクワクしています。将来に向けて動き出している人は、前書を刊行した２０１８年時点と比べて急速に増えています。

日本の医療の未来はとても明るいはずです！

加藤浩晃

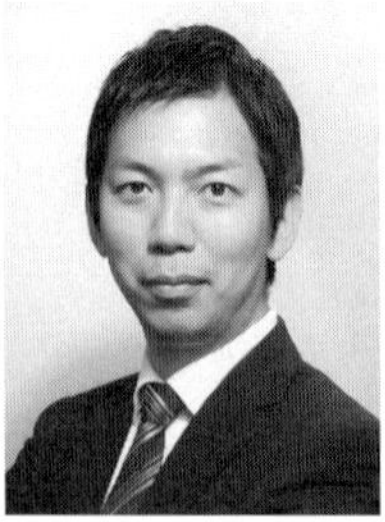

加藤浩晃（かとう・ひろあき）

医師、デジタルハリウッド大学大学院 特任教授
東京医科歯科大学 臨床教授

遠隔医療、AI、IoTなどデジタルヘルスの政策提言にも携わる、元厚生労働省官僚・現役医師・MBA。オンライン診療や治療用アプリなど数多くの事業開発に関わりながら、AI医療機器開発を手掛けるアイリスを共同創業し、取締役副社長CSO。厚生労働省医療系ベンチャー・トータルサポートオフィス（MEDISO）サポーター、経済産業省 Healthcare Innovation Hub アドバイザー、大学客員教授や非常勤講師、上場企業の社外取締役などを兼任。「医療現場」「医療制度」「ビジネス」の3領域に横断的に関わる知見を生かし、ヘルステック領域の事業開発や支援を行う。2022年4月、次世代医療の共創の場としてTHIRD CLINICを開院。

医療4.0
実践編

2022年 6月27日　初版第1刷発行
2023年 9月26日　初版第3刷発行

著　　者　加藤浩晃
発 行 者　田島 健
発　　行　株式会社日経BP
発　　売　株式会社日経BPマーケティング
〒105-8308
東京都港区虎ノ門4-3-12
装丁・制作　佐藤穣太（ステンスキ）
構　　成　安藤 亮
印刷・製本　大日本印刷株式会社

ISBN978-4-296-10442-0

本書籍に関するお問い合わせ、ご連絡は下記にて承ります。
https://nkbp.jp/booksQA